シードブック

子どもの理解と援助

SEED

飯島典子・本郷一夫　編著

松本恵美・小森谷一朗・山本　信・中村　涼・平川昌宏・糠野亜紀
杉山弘子・平川久美子・角張慶子・田中文昭・山本有紀　共著

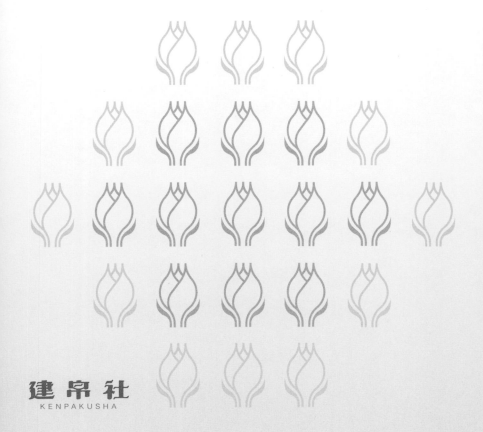

建帛社
KENPAKUSHA

はしがき

SEED

　保育を取り巻く社会情勢の変化や保育所保育指針の改定等を踏まえ，より実践力のある保育士養成に向けて養成課程が2018年に見直された。「子どもの理解と援助」は，そのうち「『養護』の視点を踏まえた実践力の向上」に関連して，「保育の心理学Ⅱ」の内容等を充実させ教科目名が変更されたものである。そのため，子どもの発達や内面などに関する実態把握と，それに基づく援助について，より実践的な力を身に付けることが科目のねらいとされている。

　本書はこれを踏まえ，発達的観点に立って子どもを理解し適切な援助を行う実践力の修得を目指して企画されたものである。具体的な構成として，「子ども理解の意義と原理」「子どもの発達や学びを理解する視点と保育」「子ども理解に基づく発達援助」から構成されている。

　第1～3章では，子どもの実態から子どもを理解する上で発達的観点に立つことの重要性と記録の活用について学ぶことをねらいとした。

　次に，第4～9章では，運動，言葉，数，個性，仲間関係といったように各領域の発達から子どもを理解する視点と保育について学ぶことをねらいとした。これらの章では一般的な発達過程と目の前にいる子どもの発達過程の2つを捉え，発達に必要な経験について考える視点を強調している。

　そして，第10～13章では，特別な配慮を必要とする子どもや家庭との連携を通じた子どもへの支援，保育者間，関連機関との連携に関わる子どもの理解と発達援助について学ぶことをねらいとしている。

　さらに本書は，保育場面のエピソードから子どもの理解を深めるだけでなく，演習課題や事例演習を通して子どもの理解に基づく保育の創造や援助の方法について考えていく構成になっている。

　このような意図のもとに企画された本書を利用して，子どもの思いや願いを感じ取るとともに，現在の子どもの姿を支える発達は何か，子どもの表面的な

姿だけでなく，その姿の背景にある発達やこれまでの発達過程を捉える保育者に育ち，子どもの現在と未来がより豊かになるために必要な発達は何かを考えながら保育を工夫してくれることを願う。

　最後に，本書の企画，編集に際して，建帛社編集部の方々には大変お世話になった。本書の構成段階から温かく見守り，迅速で適切な対応をしていただき，ここに心から感謝の意を表したい。

　2022 年 12 月

編著者　飯 島 典 子

本 郷 一 夫

も　く　じ

SEED

第Ⅰ部　子ども理解の意義と原理

第1章
保育における子ども理解の意義

1. 保育において子どもを理解すること

(1) 保育者の専門性としての子ども理解

保育者の専門性とは何であろうか。この点は子どもの保育に限らず，保護者への支援，他機関との連携，コミュニケーション能力など様々な観点から検討できるであろう。しかし，次の3点はとりわけ重要であると考えられる。

第1に，子どもを理解できることである。これは，子どもの現在の状態を捉えるだけではなく，これまでの育ちの経過をふまえて目の前の子どもを理解することである。また，子どもの表面的な行動の特徴だけでなく，その行動の背景を理解することである。すなわち発達アセスメントができることである。

第2に，子どもの理解に基づいて，子どもに対する援助ができることである。その中には，子どもへの直接的な働きかけだけでなく，子どもを取り巻く環境の構成や整備をすることも含まれる。すなわち発達支援ができることである。

第3に，他者と協力して保育を行えることである。保育，とりわけ集団保育は，保育者などの大人集団が子ども集団との相互的な関わりを通して子どもに文化を伝え，子どもの発達を促す場である。その点で，他者と協力して保育を行うことによって，一人ひとりの子どもの理解を深め，子どもに合った働きかけを行うことが可能となる。なお，他者の中には，他の保育者・職員に加え保護者などが含まれる。すなわち協働と連携による保育ができることである。

これらの中でまず重要となるのは，子どもの理解であろう。保育の技術やアイディアが豊かでも，目の前の子どもの理解とかけ離れた働きかけを行ったのでは子どもの成長は期待できない。また，他の職員や保護者との良好な関係ができていても，子どもの理解に基づかない保育では，子どもは成長しない。

（2）発達の定義と特徴

　子どもを理解するとは，広い意味での子どもの発達を理解することである。それでは，発達とは何であろうか。発達の一般的イメージとしては，歩ける，話せる，字が読めるといったように「何かができるようになること」というものがあるだろう。しかし，それは発達の一側面でしかない。**発達**（development）は，一般に「受精してから死に至るまでの心身の変化の過程」と定義される。この定義には，3つの意味が含まれている[1]。

　第1に，「受精してから」という表現にあるように，生まれる前（母胎の外に出る前）から発達は始まっているということである。たとえば，いくつかの新生児反射は胎児期から始まっている。また，少なくとも受精後27週頃には，胎児は外界の音に反応するようになる。

　第2に，「死に至るまで」という表現にあるように，発達は，乳幼児期から青年期までの期間に起こる変化だけではなく，成人期，中年期，老年期を経て死に至るまでの一生涯にわたる変化を指すということである。

　第3に，「変化の過程」という表現にあるように，何かができるようになることだけでなく，今までできていたことができなくなることも発達に含まれる。これは，中年期から老年期にかけて顕著に見られる現象である。しかし，乳幼児期においても，発達には獲得と喪失といった2つの側面が認められる。たとえば，子どもが発する喃語（なんご）には世界中の言語で用いられる音の要素が含まれているといわれる。しかし，子どもがその国の言葉を話せるようになる（**獲得**）とその国の言葉に含まれない音声をうまく発声できなくなる（**喪失**）。

（3）発達理解の3側面

　子どもの発達を理解することには，以下の3つの側面がある。

　第1に，標準的な子どもの発達についての知識をもつことである。これは，子どもの遊びを考案したり，子どもの生活環境を整備したりする上で有用である。また，障害を理解する上でも重要である。しかし，標準的な発達の状態は多くの子どもの平均的な発達の姿であり，目の前の子どもの姿とは必ずしも一致しない。むしろ，平均的な順番で平均的な年齢通りに発達している子どもは意外に少ないと考えられる。

　第2に，目の前の子どもの発達を理解することである。その際，重要なのが，先にも述べたように，子どもの育ってきた経過をふまえて発達を理解することである。図1-1に示すように，現在の子どもの発達は，過去からの子どもの育ちの連続性の中に位置づけられる。また，子どもの現在の発達は，将来の子どもの育ちにつながる（**時間軸**）。

　第3に，発達を規定する様々な要因について知ることである（**多要因性**）。人の発達を規定する要因としては，大きく**遺伝的要因**（生物学的要因）と**環境的要因**（社会・文化的要因）が挙げられる。遺伝的要因の中には生物学的なヒトとして共通する遺伝的要因と個々人で異なる遺伝的要因がある。同様に，環境的要因の中にもその時代や文化の中で生活する人にとって共通する環境的要因と家庭環境や友だち関係など個人によって異なる環境的要因がある。さらに，環境の中には，発達にプラスとなる環境だけではなく，大災害や事故など少なくとも一時的には発達にマイナスとなる環境もある。

　しかし，遺伝的要因と環境的要因は独立ではなく，相互に影響を及ぼす（**相互規定性**）。たとえば，ある特定の遺伝的特徴をもっているとよい方にも悪い方にも環境の影響を受けやすい傾向がある（**生物学的感受性**）。また，この生物学的感受性は，初期の環境の影響を受ける。すなわち，非常にストレスが高い家庭環境あるいは非常に保護的な家庭環境で育つと生物学的感受性が高まり，ちょっとした環境の変化で影響を受けやすいと考えられる[2]。

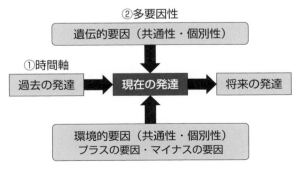

図1-1　発達に影響を及ぼす要因

2. 要領・指針にみる「発達」

（1）発達の位置づけ

　幼稚園教育要領（文部科学省，2017），保育所保育指針（厚生労働省，2017），幼保連携型認定こども園教育・保育要領（内閣府・文部科学省・厚生労働省，2017：以下，認定こども園教育・保育要領と表記する）には，「**発達**」という用語が多く出現する。

　これらの要領・指針は内容の共通化が図られ，2018（平成30）年度から実施された。その点で，「発達」という用語の取り扱いについては共通点が多いが，若干の違いもある。これには，幼稚園教育要領では主として幼児期の「教育」について述べられているのに対して，保育所保育指針では子どもの「養護及び教育」を一体的に行うことを特性として位置づけていることが関係している。

　認定こども園教育・保育要領では，「教育及び保育」を行うことを基本としているため，幼稚園教育要領と保育所保育指針の両方の特徴が取り入れられている。また，第1章総則において「学びと発達の連続性」について触れられている。これは，幼児教育と小学校教育における連続性というよりも，就学前の時期における連続性について述べられた部分にみられる表現である。この背景には，幼保連携型認定こども園の場合，多様な子どもの入園状況があることと関係しているだろう。とりわけ3歳児に関しては，同じ園から継続して在園する子ども，連携している小規模保育から移行してくる子ども，家庭から入園する子どもなど多様な形態がある。

（2）発達の2つの観点

　幼稚園教育要領，保育所保育指針，認定こども園教育・保育要領をみると，発達については大きく2つの観点から記述されていることがわかる。表1-1には，要領・指針の「第1章 総則」に記載されている発達に関する主な表現がまとめられている。

　第1に，「促すべきものとしての発達」である。これは，子どもの主体的な活動を促し，遊びや環境との関わりを通して発達を促すということである。い

表 1-1　要領・指針の総則における発達に関する主な表現

要領・指針	促すべきものとしての発達	ふまえるべきものとしての発達
幼稚園教育要領	○発達 ・〜に必要な体験を得る ・〜に必要な豊かな体験 ○全体的な発達を促す ○心身の調和のとれた発達 ・〜の基礎を培う ・〜を促す	○発達 ・〜に即した指導計画 ・〜を見通した指導計画 ・〜の実情に応じたねらい・内容 ・〜の理解に基づいた評価 ○発達の過程 ・〜を見通した指導計画 ・〜を考慮したねらい・内容 ○発達の課題に即した指導
保育所保育指針	○発達に必要な豊かな体験が得られるよう援助する ○健全な心身の発達を図る	○発達についての理解 ○発達状態を的確に把握 ○発達過程 ・〜を踏まえた養護・教育（計画） ・〜に応じた保育 ・〜を的確に把握 ・〜に配慮した計画 ・〜を見通した指導計画 ・一人一人の〜に応じた保育
幼保連携型認定こども園教育・保育要領	○発達 ・〜に必要な（豊かな）体験を得る ・〜の基礎を培う ・〜や学びを促す経験を得る ○心身の調和のとれた発達を促す ○健全な心身の発達を図る	○発達 ・〜の特性をふまえた配慮 ・〜の実情に応じた指導計画 ・〜の理解に基づいた評価 ○発達の過程 ・〜を把握 ・〜に応じた指導 ・〜を見通した(考慮した)指導計画 ・〜を考慮したねらいと内容 ○発達の課題に即した指導 ○発達や学びの連続性

［幼稚園教育要領（2017），保育所保育指針（2017），幼保連携型認定こども園教育・保育要領（2017）に基づき筆者が作成］

わば，教育や保育の目的の一つとして発達が位置づけられている。具体的には，「発達に必要な体験を得る」「心身の調和のとれた発達の基礎を培う」（幼稚園教育要領），「健全な心身の発達を図る」「発達に必要な豊かな体験が得られるよう援助する」（保育所保育指針），「健全な心身の発達を図る」「発達や学びを

促す経験を得る」（認定こども園教育・保育要領）などの表現にみることができる。

　第2に，「ふまえるべきものとしての発達」である。これは，指導計画の作成などの際に，子どもの現在の発達の状態やこれまでの発達の経過を理解した上で，保育のねらいや内容を定めるということである。また，子どもの発達の評価に基づいて指導計画を見直すということでもある。具体的には，「発達に即した指導計画」「発達の理解に基づいた評価」（幼稚園教育要領），「発達過程を踏まえた養護・教育」「発達過程に応じた保育」（保育所保育指針），「発達や学びの連続性」「発達の過程を見通した指導計画」「発達の課題に即した指導」（認定こども園教育・保育要領）などの表現にみることができる。

　なお，人の発達については，ある時期に獲得しておくとより一層身につけやすいといった**敏感期**（sensitive period）があることが知られている。したがって，その点を考慮した発達のねらいや内容の設定と，それを実現するための具体的な働きかけを検討することが重要となる。

（3）発達に関する注目すべき用語

　要領・指針で示される発達に関する表現のうち，注意しておく必要がある語句として，以下の3つが挙げられる。

　a. 発達過程：保育所保育指針の総則で頻繁に使用される表現である。幼稚園教育要領，認定こども園教育・保育要領の総則でも同じような意味で「**発達の過程**」という表現がみられる。本来，先に述べたように発達は心身の変化の過程であり，あえて発達過程，あるいは発達の過程という必要はないかもしれない。しかし，発達は，状態という意味でも使われる。その点で，発達過程といった場合は，「現在の発達の状態とこれまでの育ちの歴史」といった意味を強調していることに注意しておく必要がある。

　b. 発達の課題：幼稚園教育要領，認定こども園教育・保育要領には，「発達の課題に即した指導」という表現がある。発達課題というとハヴィガースト（Havighurst, R.J.）の発達課題が有名であり，人の成長段階において果たすべき課題を6つの成長段階に分けて設定している。たとえば，乳幼児期の発達課題としては「社会や事物についての単純な概念形成」「両親，兄弟との人間関

係についての学習」「正・不正を区別することの学習と良心を発達させること」
などがある。その課題を達成すれば幸福感を感じ，課題を達成できないと次の
発達段階の課題を成し遂げるのが困難になると考えられる。しかし，幼稚園教
育要領などで示される「発達の課題」はこれとは違う。すなわち，すべての幼
児に一律に適用される課題ではなく，幼児一人ひとりの発達の姿を見つめるこ
とにより見いだされるそれぞれの子どもの発達の課題であるという点に注意し
ておく必要がある。

　　c. **心身の調和のとれた発達**：幼稚園教育要領，認定こども園教育・保育要
領には，「心身の調和のとれた発達を促す」といった表現がみられる。また，
保育所保育指針，認定こども園教育・保育要領では「健全な心身の発達を図る」
という表現がみられる。ここから，心の発達と身体の発達は関連していること
が読み取れる。また，心の発達に限っても，認知の発達，言語の発達，感情の
発達などの各領域の発達は独立に進むのではなく，それぞれ関連しながら進む。
いわゆる，**発達連関**（機能間連関）といわれる特徴である。その点で，心と体，
心の各領域は常に関連しながら発達するということを念頭に置きながら，一人
ひとりの子どもを理解し，その発達を促すことが重要となる。

3. 発達を促進する環境

（1）能動的関わりの対象としての物的環境

　子どもは，環境に能動的に関わることによって発達をしていく。たとえば，
ピアジェ（Piaget, J.）の認知発達の4段階モデルの第1段階に**感覚運動的段階**
がある。この段階の特徴として，**循環反応**が挙げられる。循環反応とは，環境
に対して繰り返し働きかけることにより，その性質を理解したり，自分自身の
行為と環境との関係を理解したりすることである。たとえば，ガラガラを振る
と音が鳴ること，右手で振っても左手で振っても音が鳴ること，床に落とすと
きと振るときとでは違った音が鳴ることなど，環境との能動的な関わりを通し
て子どもは環境の特徴や自分の行動が環境に及ぼす影響について学ぶ。すなわ
ち，子どもは，環境に働きかけ，その反応により，自分の枠組み（**シェマ**）を
作り上げる。そして，子どもが環境に働きかけたとき，今までの枠組みで理解

できる場合にはその枠組みの中に環境を取り込み（**同化**），今までの枠組みでは理解できない場合には枠組み自体を作りかえる（**調整**）ことによって発達をしていくと考えられる。

（2）やりとりを通して発達を促す人的環境

　環境のもう一つの側面は，人的環境である。子どもは，物的な環境との関わりだけでなく，人との関わりを通して発達をしていく。とりわけ，自分よりも年長の子どもや大人と関わる中でいろいろな知識を身につけていく。それは，直接に教えられた知識だけではなく，年長者や大人のやりとりの中から子どもが間接的に学ぶものもある。ヴィゴツキー（Vygotsky, L.S.）は，子どもが独力で解決できる領域と，独力では解決できないが年長者や大人の助けがあれば解決できる領域の間の領域を**発達の最近接領域**（**ZDP**：Zone of Proximal Development）と呼んだ。そして，教育の目的は，この発達の最近接領域を自分自身で達成できるようになることだと考えた。子どもが，発達の最近接領域を自分自身で達成するとさらに新たな発達の最近接領域が子どもの前に広がることになる。これは，子どもにすべてを直接的に教え込むことを求めているわけではなく，人との関わりを通して発達が促され，それによって新たな環境との能動的な関わりが可能となることを示している。

（3）子どもを取り巻く環境の多重性

　ブロンフェンブレンナー（Bronfenbrenner, U.）は，子どもを取り巻く環境の多重性を**生態学的システム理論**の中で示している。すなわち，子どもを取り巻く環境は，親，きょうだい，保育者といった身近な人との関係（**マイクロシステム**）だけではない。家庭と園との関係（**メゾシステム**）や家庭や園の所在地の環境や親の職場との関係（**エクソシステム**），さらには子どもや保護者，保育者が生活する国の制度やその時代の価値といった環境との関係（**マクロシステム**）が子どもの発達に影響を与える。さらには，これら4つのシステムは時間とともに変化する（**クロノシステム**）。

　日常生活の中で直接的な影響を受けていると感じやすいのはマイクロシステムとしての環境かもしれない。しかし，大規模な事故や災害が起こるとメゾシ

ステム，エクソシステム，マクロシステムが子どもの生活に大きな影響を与え
ていることに改めて気づかされる。その点で，このような多重的な環境は，常
に子どもの発達に影響を与えていることを理解しておく必要があるだろう。

(4) 子どもの発達を促す環境と保育者の役割

　子どもを自然環境の中に置いただけで，何の働きかけや配慮もしなければ子
どもは発達しない。また，子どもの周りに多くの物を置けば豊かな環境になる
わけでもない。子どもの発達を促すためには，子どもの発達に合った環境であ
り，子どもが能動的に関われる環境であることが重要である。

　この点について，永野（1984）は，ムーア（Moore, O.K.）の研究を参考に
「受けこたえする環境」の特徴として，①子どもが自由に調べたり，試した
りすることができる，②何かすると環境の受け答えが子どもに返ってくる，③
子どものペースで環境に関わることができる，などの特徴を挙げている。そし
て，保育者の方ではしっかりとした保育のねらいをもっているが，子どもたち
は保育者から何かを教わっているという気持ちをもっておらず，のびのびと遊
ぶ中で学んでいく保育を「仕掛人保育」と呼んでいる[3]。また，佐々木ら（2022）
は，保育者が指示しなくても子どもが強く働きかける，子どもの遊びを強く誘
発する環境を「遊誘財（ゆうゆうざい）」と呼んでいる[4]。

　子どもに無理矢理に教えるのが効果的ではないとしても，子どもを自由に遊
ばせれば発達するとは限らない。保育者が，一人ひとりの子どもの発達を理解
し，その発達に合った環境構成と働きかけを協働して行うことによってこそ，
子どもの発達は促されるのである。

演習課題

① 子どもの年齢によって，求められる環境が異なる。「促すべき発達」の観点
から，保育室の環境を整備する上で，2歳児クラスと5歳児クラスでは，ど
のような環境の構成を重視したらよいか。子どもの発達の特徴に照らして考
えてみよう。

② 「ふまえるべき発達」の観点から，子どもの活動を構成する際に，どのよう
な配慮をすべきか。「いすとりゲーム」「しっぽとり」などのルール遊びを構成
する際に，3歳児クラスと5歳児クラスでは，子どもの発達をふまえて，ど
のような構成と進行を考えたらよいか具体的な計画を挙げてみよう。

■引用文献

1) 本郷一夫：「発達の過程と変化のメカニズム」（本郷一夫編著：発達心理学，
第1章），遠見書房，2018，pp.11-25

2) ブルース・J・エリス：「ヒトの成長を進化からとらえる」（王暁田・蘇彦捷編
著平石　界・長谷川寿一・的場知之監訳：進化心理学を学びたいあなたへ—
パイオニアからのメッセージ—，第3章 -4），東京大学出版会，2018，pp.170-
178

3) 永野重史：保育学入門．チャイルド本社，1984

4) 佐々木宏子・佐々木晃：遊誘財・子ども・保育者　鳴門教育大学附属幼稚園
の環境をめぐる保育実践の軌跡，郁洋舎，2022

第Ⅰ部 子ども理解の意義と原理

第2章
子どもの発達を理解する方法

1. 知能検査・発達検査に基づいた子どもの理解

　子どもの発達や特性を理解し，子どものニーズに応える支援を行う上で重要となるのは，子どもに対する適切な**アセスメント**である。アセスメントとは，一般に「評価」「査定」と訳され，「ものや人を単に測定するだけでなく，それによって何かを予測し，判断する」といった意味が含まれている。その中でも「**発達アセスメント**」とは，「人を理解し，人の行動や発達を予測し，その発達を支援する方法を決定するために行われる測定・評定」と定義されている[1]。発達アセスメントは，①養育者などに聞き取りを行い，妊娠・出産から現在に至るまでの子どもの発達の状況や生育歴，行動特徴などについて尋ねる方法，②日常生活場面もしくは検査場面で子どもの行動を観察する方法，③知能検査や発達検査といった心理検査を実施する方法の3つに大別される[2]。

　発達アセスメントの対象には，子どもの能力や特性のみでなく，子どもを取り巻く環境も含まれる。また，子どもの理解にあたっては，聞き取り，行動観察，検査などから得られた多様な情報を統合して解釈することが重要となる。多くの場合，知能検査や発達検査は専門機関で実施されるため，聞き取りや行動観察から得られる情報に比べると，保育者や養育者にとってはあまり馴染みのない情報かもしれない。しかし，心理検査からは聞き取りや行動観察では把握しきれない子どもの発達水準や，認知能力における強みや弱みといった認知特性に関する客観的な情報を得ることができる[3]。そのため，検査の特性を理解し，得られた心理検査の結果を正しく読み取ることは，子どもの発達を理解し，より適切な援助につなげる上で重要なスキルであるといえる。

　そこで本章では，発達アセスメントにおける知能検査と発達検査に焦点を当

て，主要な検査の紹介および検査内容について解説する。その後，事例を取り上げ，検査結果から読み取れる子どもの認知特性および検査結果に基づいた子どもの行動の理解について述べることとする。

2. 知能検査・発達検査

知能検査とは，個人の知的能力を測定する発達アセスメントである。一方で**発達検査**とは，知的能力に限定せず，運動や社会性の領域も含めた個人の心身の発達の状態を把握するために考案された発達アセスメントであり，0歳児から使用ができることが特徴である[4]。知能検査・発達検査は，「直接検査」と「間接検査」に分けられる。「直接検査」とは，検査者が用意された一定の課題を提示し，それに対する子どもの反応を観察する方法である。一方で「間接検査」とは，主に養育者の日常の観察に基づいて質問に回答してもらったり，直接質問紙に記入してもらったりする方法である[1]。表2-1には，主な知能検査および発達検査がまとめられている。

(1) 知 能 検 査

1) WISC-V（Wechsler Intelligence Scale for Children-Fifth Edition）
この検査は，5歳0か月から16歳11か月までの子どもを対象としている。

表2-1 主な知能検査および発達検査

	検査名	適用年齢
知能検査	WISC-V知能検査	5歳0か月～16歳11か月
	WPPSI-Ⅲ知能検査	2歳6か月～7歳3か月
	田中ビネー知能検査V	2歳～成人
	日本版KABC-Ⅱ	2歳6か月～18歳11か月
	DN-CAS認知評価システム	5歳0か月～7歳11か月
発達検査	遠城寺式乳幼児分析的発達検査法	0歳0か月～4歳8か月
	KIDS乳幼児発達スケール	0歳1か月～6歳11か月
	新版K式発達検査2020	0歳0か月～成人

WISC-Vは, 16の下位検査で構成され, 下位検査の結果から, 全般的な知能水準を表す合成得点（FSIQ）と5つの主要指標得点を算出することができる。主要指標得点として算出される5つの認知領域は, 「言語理解」「視空間」「流動性推理」「ワーキングメモリー」「処理速度」であり, これらの領域における得点を比較することで, 子どもの個人内の強みや弱みについて知ることができる。

　言語理解指標では獲得している言葉に関する知識とその知識を応用する能力を, 視空間指標では視覚的なパターンを知覚・操作・思考する能力を, 流動性推理指標では応用力と柔軟性を用いて新奇な問題を解く能力を, ワーキングメモリー指標では情報を識別し, それを一時的に保持し, 問題を解決するために操作する能力を, 処理速度指標では視覚的な情報を識別し, 意思を決定し, 実行する速度と正確さに関する能力を測定している。合成得点の平均は100であり, 合成得点が90〜109点の間の場合, 同年齢の子どもと比べて平均的な水準であることを表している。

2) WPPSI-Ⅲ (Wechsler Preschool and Primary Scale of Intelligence-Third Edition)

　この検査の適応年齢は, 2歳6か月から7歳3か月である。WPPSI-Ⅲは, 2歳6か月〜3歳11か月用と4歳0か月〜7歳3か月用の2部構成となっている。子どもが2歳6か月〜3歳11か月の場合, 検査は5つの下位検査によって構成され, 下位検査の結果から「全検査IQ（FSIQ）」「言語理解指標」「知覚推理指標」「語い総合得点」を算出することができるようになっている。

　一方, 子どもが4歳0か月〜7歳3か月の場合, 検査は10の下位検査から構成され, 下位検査の結果から「全検査IQ（FSIQ）」「言語理解指標」「知覚推理指標」「語い総合得点」「処理速度指標」を算出することができる。

　全検査IQでは全般的な知能水準を, 言語理解指標では獲得している言葉に関する知識や言葉を理解する能力を, 知覚推理指標では視覚的に得られた情報を操作・思考する能力を, 語い総合得点では言語の理解および言葉によって表現する能力を, 処理速度指標では視覚的な情報を識別し, 意思を決定し, 実行する速度と正確さに関する能力を測定している。WISC-Vと同様に, 指標間や下位検査間の差を比較することで, 子どもの個人内における強みや弱みを知ることができる検査である。

（2）発達検査
1）遠城寺式乳幼児分析的発達検査法

　この検査は，0歳0か月から4歳8か月までを対象としている。検査問題は，「運動」「社会性」「言語」の3分野で構成され，「運動」分野では「移動運動」と「手の運動」，「社会性」分野では「基本的習慣」と「対人関係」，「言語」の分野では「発語」と「言語理解」の計6領域について評価できるようになっている。検査項目は乳児期を12段階（1か月毎），1歳から1歳6か月までを3段階（2か月毎），1歳6か月から3歳までを6段階（3か月毎），3歳から5歳を6段階（4か月毎）の計27段階に分けている。

　各領域の問題についてどこまで合格することができたかを発達グラフに記入することで，子どもの発達の特徴が一見してわかるようになっている。発達グラフの線が子どもの暦年齢より上にあれば発達が進んでいることを表し，グラフ全体の線が直線的であれば発達のバランスがとれていることを表している。

　この検査の特徴として，0歳児から使用できること，短時間で実施できること，特別な検査用具が不要であることが挙げられ，保育者にも比較的容易に使用できる検査であるといえる。

2）KIDS（キッズ）乳幼児発達スケール

　この検査の適用年齢は，0歳1か月から6歳11か月である。**KIDS 乳幼児発達スケール**では，養育者や保育者など，その子どもの日常生活をよく知っている人を対象に，質問について○×で回答してもらい，○の数を集計することで発達年齢を測定することができる。質問項目は，「運動」「操作」「理解言語」「表出言語」「概念」「対子ども社会性」「対成人社会性」「しつけ」「食事」の9領域で構成されている。検査は対象者の年齢によって，タイプA（0歳1か月〜1歳11か月），タイプB（1歳0か月〜2歳11か月），タイプC（3歳0か月〜6歳11か月），タイプT（0歳〜6歳の発達遅滞児向き）の4つに分けられる。検査結果から，領域別の発達プロフィール，領域別の発達年齢および総合発達年齢，領域別の発達指数および総合発達指数を求めることができる。

　この検査の特徴として，短時間で実施できること，保育者が子どもの普段の様子に基づいて検査を実施できることが挙げられ，この検査も教育現場において実施しやすい検査であるといえる。

3）新版 K 式発達検査 2020

　新版 K 式発達検査 2020 は，0 歳 0 か月から成人という幅広い年齢を対象としている。検査項目は「姿勢・運動（P‐M）」「認知・適応（C‐A）」「言語・社会（L‐S）」の 3 領域から構成され，検査項目の判定基準を満たした反応が見られれば通過，基準を満たさなければ不通過となる。通過した検査項目の数から，それぞれの領域と全領域の発達年齢および発達指数を得ることができるようになっている。これにより，子どもの発達水準が何歳程度なのかを知ることができると同時に，領域間の得意・不得意を明らかにすることができる。

3. 知能検査を通した子どもの理解

　知能検査の結果に基づいた子どもの理解について，仮想事例から考えていく。エピソード 2‐1 には，A 児の日常生活における一場面が，表 2‐2 には，A 児が専門機関を受診した際に受けた WISC‐V の結果が示されている。

エピソード 2‐1

　A 児（5 歳 10 か月）は，年長組の男の子である。A 児は，保育者の話を聞いていないことが多く，一斉活動では保育者が出した指示に従わなかったり，ルール違反をしてしまったりするといった特徴があった。玉入れゲームの際には，説明を聞いていなかったのか，ルール違反が目立った。ルールは，①歌が聞こえている間は歌に合わせて踊り，間奏の間にだけ玉を集めて投げること，②曲が終わったら素早く座ること，③赤チームは赤のかご，白チームは白のかごに玉を入れること，④曲が終わった時点で玉が多く入っているチームが勝つこと，⑤玉は床に貼られた線の外側から投げることの 5 つだった。ルールは担任から言葉のみで伝えられた。しかし A 児は，間奏が終わって曲の 2 番が始まってもしばらく投げ続けており，周りの子が踊っているのに気づくと投げるのを止めて踊りはじめた。また，曲が終わっても座らずしばらく立ち続けていたため，クラスメイトから「早く座って！」と責められてしまった。みんなに責められたことが悲しかったのか，「もうやらない！」と叫んでホールから出て行ってしまった。A 児は，玉入れゲームのように言葉のみで説明された遊びの時にはルール違反が多く，説明の際に手本を見せながら伝えた場合にはルール違反は少ないようであった。

表2-2 A児の WISC-Ⅴの結果

	合成得点
FSIQ	96
言語理解指標	79
視空間指標	112
流動性推理指標	104
ワーキングメモリー指標	84
処理速度指標	95

（1）検査結果の解釈の方法

　まず，全般的な知能の水準を表す FSIQ をみる。A 児の FSIQ は 96 点であり，90 〜 109 点の間にあるため全般的な知的能力は平均的であるといえる。しかしながら，主要指標の合成得点をみると，指標間の得点にばらつきがあり，領域によって認知の発達に差がみられることがわかる。主要指標の中で最も点数が高く A 児の強みといえる認知の領域は，112 点の「視空間」であり，平均より上の水準にある。この結果から，視覚的な情報を認識し，その情報を使って推論する力が高いことがわかる。

　一方で，主要指標の中で点数が低く A 児の弱みといえる認知の領域は，79 点の「言語理解」と 84 点の「ワーキングメモリー」である。この結果から，言語に関する知識が少なく，言語的な情報を処理する力が弱いことや記憶の範囲が狭いことがわかる。これらのことから，A 児は視覚的に示された情報の理解は得意であるが，言葉によって示された情報の理解は苦手であると考えられる。また，記憶の範囲が狭いことから，一度に多くのことを記憶することが難しいと推測される。

（2）検査結果からわかる子どもの発達の理解

　知能検査で得られた結果と A 児の日常生活における行動特徴を関連づけて考えるとどのようなことがみえてくるだろうか。

　まず，「保育者の話を聞いていないことが多く，一斉活動で指示やルールに従えない」という行動には，「言語理解」の低さが関連していると考えられる。

A児は言語的な情報を処理する力が弱いため，保育者の指示を正確に理解できないことが多く，結果として指示された内容とは異なる行動をとってしまっていることが考えられる。また，言語のみによる複雑な説明をされると，保育者の話についていけなくなり，保育者の話を聞くのをやめるという行動につながったことが推測される。玉入れゲームでルール違反が多くなってしまった理由も，「歌が聞こえている間は歌に合わせて踊り，間奏の間にだけ玉を集めて投げ，曲が終わったら素早く座る」という一連の情報を十分に理解できていなかったために，ルール違反につながったことが考えられる。

　加えて，A児の「ワーキングメモリー」の低さから，記憶できるルールの数に限りがありルールを忘れやすいため，無意図的にルール違反をしてしまうことが考えられる。玉入れゲームでも，一度に5つのルールが示されたため，最初に説明された①と②のルールを忘れてしまい，ルール違反をしてしまったと推測される。

　一方で，知能検査の結果から，A児は「視空間」の情報処理を比較的得意としていることがわかる。ここから，A児の得意なことに働きかける保育についても考えることができる。子どもを理解し支援を考える際には苦手なことだけでなく，得意としていることにも着目していくことが重要である。

4. 発達検査を通した子どもの理解

　発達検査の結果に基づいた子どもの理解について，仮想事例であるB児を取り上げ考えていく。エピソード2-2には，B児の日常生活における一場面が，表2-3には，B児の担任が発達アセスメントとして遠城寺式乳幼児分析的発達検査法を実施した結果が示されている。

エピソード2-2

　年少組のB児（3歳8か月）は，落ち着きがなく，友だちとトラブルになりやすいといった特徴があった。朝の絵本の読み聞かせの時間も，絵本の途中で立ち上がり教室内をふらふらと動き回っていた。先生に「Bちゃん座ろうね」と言われ，

一度自分の席に戻ったが，しばらく経つとまた立ち上がってしまった。また，自由遊びの時間では，友だちとおもちゃをめぐってトラブルになっていた。ブロックコーナーでは，先に2人の友だちがブロックを使って家を作っていた。途中からブロックコーナーに来たB児は，自分が使いたいブロックが2人に使われていたため，2人に何も言わずにそのブロックを使おうとした。それに気づいた2人が「今使ってたの！」と言ってB児からブロックと取り返そうとしたため，ブロックの取り合いになってしまった。保育者が「順番に使おうね」と声をかけても，B児は納得していない様子で，ブロックから手を離そうとはしなかった。

表2-3　B児の遠城寺式乳幼児分析的発達検査法の結果

分野	領域	通過項目の年齢	不通過項目の年齢
運動	移動運動	・3歳4か月～3歳8か月	・3歳8か月～4歳0か月
	手の運動	・3歳8か月～4歳0か月	・4歳0か月～4歳4か月
社会性	基本的習慣	・3歳4か月～3歳8か月	・3歳8か月～4歳0か月
	対人関係	・2歳0か月～2歳3か月	・2歳3か月～2歳6か月
言語	発語	・3歳0か月～3歳4か月	・3歳4か月～3歳8か月
	言語理解	・2歳0か月～2歳3か月	・2歳3か月～2歳6か月

（1）検査結果の解釈の方法

　表2-3には，B児が通過した項目と，不通過だった項目の年齢を示している。この結果から，「移動運動」「手の運動」「基本的習慣」「発語」の領域については，発達に大幅な遅れはみられず，3歳4か月～4歳0か月の水準の間にあることが読み取れる。しかし，「対人関係」と「言語理解」の領域には遅れが見られ，2歳0か月～2歳3か月の水準にある。

　具体的な項目に着目してB児の発達についてみていくと，まず，「対人関係」では，「ままごとができる」という2歳9か月～3歳0か月の項目や「順番にものが使える」という3歳4か月～3歳8か月の項目が不通過となっていた。このことから，他児の状態や状況によって自身の行動を調整したり，協力したりして遊ぶことに難しさを抱えていると推測される。また，「言語理解」では，

「大小の理解」という2歳3か月～2歳6か月の項目や「色の理解」という2歳9か月～3歳0か月の項目が不通過となっていたことから，大きさの概念や色の概念の理解が不十分であることが読み取れる。

（2）検査結果からわかる子どもの発達の理解

　発達検査の結果から，B児の行動について読み解いていく。まず，絵本の読み聞かせ場面における立ち歩きについては，「言語理解」領域における発達の遅れが関連していると考えられる。B児は，言語の認識面が不十分であるため，保育者が読んでいた絵本の内容を理解できていなかった可能性がある。そのため，絵本の内容が難しくなって理解できなくなると，聞くことをやめ立ち歩いてしまうと推測される。つまりB児の場合は，集中力や落ち着きがないためふらふらと動き回っているというより，保育者の話が理解できず，何をしてよいかわからなくなると，ふらふらと教室内を動き回ってしまうと考えられる。

　次に，自由遊び場面における他児とのトラブルの多さは，「対人関係」領域の発達の遅れが関連していると考えられる。検査結果の解釈でも説明した通り，B児は他児と順番にものを使うなど，友だちとコミュニケーションを取りながら遊ぶことや他児の状況に合わせて自分の行動を調整することが難しいと推測される。そのため，他児とのやり取りの難しさからこのようなトラブルに発展しやすいと考えられる。

 演習課題

① 聞き取り，行動観察，心理検査では，それぞれどのような情報が得られるかについて整理し，多様な方法で情報を収集する重要性について考えてみよう。
② 事例で取り上げたA児に対して，保育者はどのような対応や支援ができるだろうか。行動観察や検査結果からわかった内容を参考に，具体的な支援について考えてみよう。

■引用文献

1) 本郷一夫：「発達アセスメントと支援」（本郷一夫編著：子どもの理解と支援のための発達アセスメント，第 1 章），有斐閣，2008，pp.1-19

2) 足立智昭・川越聡一郎：「認知発達のアセスメント」（本郷一夫編：認知発達のアンバランスの発見とその支援，第 6 章），金子書房，2012，pp.154-167

3) 秦野悦子：「知能・発達的側面のアセスメント」（本郷一夫編著：子どもの理解と支援のための発達アセスメント，第 2 章），有斐閣，2008，pp.21-46

4) 平川昌宏：「知能の発達」（本郷一夫編：発達心理学，第 4 章），遠見書房，2018，pp.54-66

第Ⅰ部 子ども理解の意義と原理

第3章
子ども理解を深める保育記録および省察と評価

1. 保 育 記 録

（1）保育記録の意義

　幼児期の教育は「子どもの主体性や自主性を基盤として遊びを通して子ども
を育てよう」とする特性をもつ。そのため，保育者は子ども一人ひとりと直接
に触れ合いながら，子どもの言葉や表情などから思いや考えを受け止める子ど
も理解が必要不可欠となる。こうした子ども理解を基に，「今，どのようなこ
とに興味をもっているのか」「どのようなことを成し遂げたいと思っているか」
「何を感じているのか」といった目の前の子どもの内面を推し量っていかなけ
ればならない。すなわち，子ども理解を保育の出発点として，一人ひとりに発
達を促していく保育が展開されるのである。このような特性をもつ幼児期の教
育において，**保育記録**は極めて重要な役割を担うことになる。その役割は，様々
挙げられるが，とりわけ次の3つの点が重要であると考えられる。

　1つ目は，子ども理解を深めるきっかけになるということである。子ども一
人ひとりを見つめ，保育記録を毎日続けることによって，その子の内面を推し
量る手がかりになり，新たな推測が生まれ，次の援助につながる。

　2つ目は，明日の保育につなげられるということである。保育記録から，今
日一日の環境はどうであったか，また，援助はどうであったかを振り返り，環
境の再構成をしたり，場合によっては環境を作り直したりする手がかりになる。

　3つ目は，保育者自身の**省察**である。保育は子どもの言動により時々刻々と
変化する。保育者はその瞬間の子どもの言動に応じて援助をしなければならず，
時として，感覚にも近い瞬発的な判断が必要なこともある。その判断や援助が

ふさわしいものであったかを振り返る（省察する）材料となるのが保育記録である。また，この省察こそが保育者の専門的力量を形成させるのである。

　そのほかに，保育記録の意義としては，保育者間の情報を共有することや保護者との連携に生かすことなども考えられる。

（2）保育記録の実際

　保育記録の様式や方法に決まりはなく，園によって様々である。しかし，その様式や方法には様々な特徴があり，後でどう生かすかによって記録の仕方を工夫する必要がある。ここでは，記録の方法別にいくつかの例を説明する。

1）子どもの様子を記録する

　a. エピソードを記録する：一人の子どもを対象にし，その子の遊びの様子や「ひと・もの・こと」などの環境への関わりについて記録していく（表3-1）。この記録の積み重ねは，**ポートフォリオ**としての役割をもつ。記述の際に意識したいことは，記録全般にいえることであるが「誰が読んでも理解できるように書く」ということである。具体的には以下の点が挙げられる。

表3-1　保育記録（子どもの様子）

4歳児　〇〇組　第Ⅲ期　第16週　8月26日（月）〜8月30日（金）
8月28日（水）　　　幼児の様子（F男）
【〇〇〇（戦隊ロボット）を作りたい！〜製作遊び〜】
　日頃の遊びの課題として製作遊びがある。製作遊びを好む幼児はとても多い。教師の願いは「製作遊びを通して，イメージを広げ，より遊びを発展させてほしい」「簡単に終わるのではなく，一生懸命作るようになってほしい」というものである。今日は室内遊び。F男がPETボトルと巻き芯をセロテープで貼って「できたから名前書いて」と言って作った物を持ってきた。幼児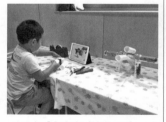
教育では御法度ではあるが，あえて「これ何？」と聞いた。すると「〇〇〇（戦隊ロボット）だよ。先生知らないの？」とF男が言う。「先生知らないなあ。タブレット（iPad）で調べてみていい？」と言って一緒に調べた。「そっか。これが〇〇〇（戦隊ロボット）なんだね。でも何か物足りないなあ。何が足りないと思う？」F男は「あっ？そうだ！色を塗ればいいんだ」ペンを持ってきてタブレット（iPad）を見ながら色を塗り始めた。タブレット（iPad）を見ながら色を塗っていくうちに，たくさんのことに気づいたようで「ここも変えよう」といろいろなことを考えながら，製作遊びに集中して取り組んできた。今後は，作った物を使った遊びの展開をF男と一緒に考えていきたい。

・主語と述語を明確にする。

・時間の経過がわかるようにする。

・誰が言ったのかを明確にする。

　そのほかにも，子どもの内面に迫った姿の記録を心がけたい。一般に，子どもが活動を通して「わかったこと」や「できるようになったこと」を取り上げることが多い。「できなかったことができるようになった」ことは確かにある能力の獲得の結果ではあるが，それは子どもの発達の一側面に過ぎない。主体性や自主性を基盤とする幼児期の教育では，子どもが「したいこと」「しようとしていること」を捉え，子どもが発達しようとしている姿を見取ることが子ども理解につながる。保育をしていると「周りと思うように関わることができない子」「落ち着きがない子」など一般的にいう「気になる子」に出会うことがある。そうした子を理解する際にも有効な手段であるといえる。

　b. 名簿に記録する：子どもの名簿に記録する方法である。保育者の担任する学級の名簿を作成し，そこに子どもの遊びの様子や気になることなどを記録していく（表3-2）。記述の際に意識することは，前述と変わりはないが，記述スペースが狭く，書ける内容に限りがある。「どんな遊びをしているか」「誰とどんな関わりがあったか」「気になること」「食事」「排泄」などについて簡潔に書く。先に説明したエピソードの記録に比べて，手軽に書けるよさがある。保育の合間に記入することも可能である。また，普段から全員の子どもをみていこうとする保育者の意識づけにもなる。毎日積み重ねていくと，その子の遊びの流れを知ることにもつながり，明日の保育に役立てることができる。

2）遊びの様子を記録する

　a. エピソードを記録する：前述のエピソード記録は，一人の子どもを追って記録するのに対して，この記録は，遊びの様子を取り上げて記録する方法である。保育者の構成した環境での遊びや印象に残った遊びを取り上げ，「ひと・もの・こと」などへの関わりについて記録していく（表3-3）。記述するときに意識したいことは，前述に加え，以下の3つの点が挙げられる。

・保育者の願いや援助を明確にする。（表3-3では下線の部分）

・子どもの声や思いを明確にする。（表3-3では太字ゴシック体の部分）

・子どもの学びを捉える。（表3-3では網掛けの部分）

表3-2　名簿による保育記録の一部

4歳児　○○組　第Ⅰ期　第1週　4月8日（月）〜4月12日（金）

幼児名	4月8日（月）	4月9日（火）	4月10日（水）	4月11日（木）	4月12日（金）
Ｉ男		○○組のⅠ男と一緒に遊ぶ　築山で虫探しをしていた	昨日に続き○○組Ⅰ男と遊ぶ　バーベキューごっこ		Ｈ男と前からの知り合いでともに遊びはじめた。しかしⅠ男といると落ち着くらしい　虫捕り
Ｋ女	初めての出会いで緊張があると思いきや，あまりなく友だちとすんなり話せていた。安心。	はじめての環境に興味をもっている。発話もとても多い　主にターザンロープで遊ぶ	ままごと遊びをした。料理の作り方のレベルがとても高い様子		砂場で遊ぶ　アイディアがゆたかで楽しい遊びを展開している
Ｊ女		遊びの中で自分の欲しいものをうまく話せない場面あり　色水遊び	遊びの中で今日は「ゆずれない」という様子がみられた　色水遊び		○○組のＪ女と一緒にままごと遊びをする
Ｈ男				初めてとは思えないほどリラックスして式に臨んでいた	今日，園のいろんなものやことに興味あり。多少落ち着かないところも仕方なし　虫捕り
Ｇ男				はじめは緊張していた様子　次第にとなりにいたＨ男に影響されリラックスしていた	周りの様々な影響を受けながら，楽しく遊んだ　本人はとても落ち着いている
Ｉ女				とてもしずかだが，落ち着いている様子	少々緊張がみられた　砂場
Ｆ男		遊びの中で教師をたよることが多かった。　虫捕り	欠席（家事都合）		

表3-3　保育記録（遊びの様子）

4歳児　○○組　第Ⅲ期　第16週　8月26日（月）〜8月30日（金）

8月26日（月）〜8月27日（火）　遊びの様子

【テントを立てて　〜バーベキューごっこ〜】

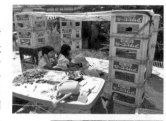

　先週のバーベキューごっこの続き。E男のテントを立てたいという願いからテントを立てた。初日は，ビールケースを四隅に立てて屋根を作った。E男のイメージに合ったようで，網の準備をしながらバーベキューごっこが始まった。そこに，年長の幼児数名が「交ぜて」と言ってやってきた。E男は「いいよ」と返して一緒に遊び始めた。慣れていたのは年長の幼児。昨年もやっていたようで，いろいろな自然物を食べ物に見立てて焼き始めた。E男は「それいいね」「おいしそう」などと言ってイメージをより膨らませながら楽しく遊んだ。今後も，異学年の交流も視野に入れ，共に楽しむという気持ちを育てていきながら関わっていきたい。次の日は，E男が欠席であった。昨日とは違う幼児が「バーベキューごっこをしたい」と話した。今回は，よりテントらしくしたいと思い，ワンポールテントのようにたてた。年中の幼児のH女やI女，D女などが集まってご飯を作ったり，それを食べたりしてみんなで楽しんだ。昨日とはまた違った雰囲気になるので面白いと感じた。

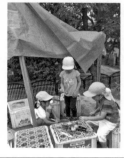

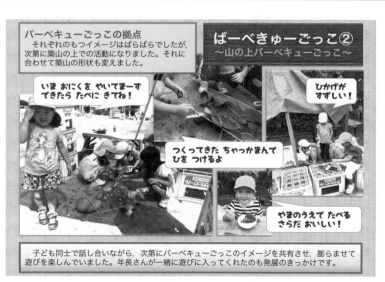

図3-1　ドキュメンテーション

　主体性や自主性を基盤として遊びを通して子どもを育てようとする際に，保育者がねらいや願いをもち，どのように環境に織り込んでいくかがとても重要になる。また，その遊びを通して子どもは何に気づいたのか，何を学んだのかを捉えることが大切であり，明日の保育の再構成につながる。

　また，この記録を基に，**ドキュメンテーション**を作成することができる（図3-1）。ドキュメンテーションには3つのねらいが考えられる。1つ目は，子どものためである。ドキュメンテーションを掲示することにより，自己肯定感や遊びへの意欲，自信，また，子ども同士の遊びの広がりにも一役買うことにつながる。2つ目は，保護者のためである。ドキュメンテーションを通して，遊びに対する保育者の願いや子どもの学びなどを知るきっかけになる。それは，我が子への理解や保育についての理解，さらには子育ての共同にもつながる。3つ目は，保育者のためである。ドキュメンテーションは保育者間の共通理解につながり，園での研修などにも活用できる。

b．環境図に書き込む：遊びの様子をさらに広い視野で捉えて記録する方法である。園庭や保育室，遊戯室など園の**環境図**を用意し，そこに，展開していた遊びや子ども同士のやりとりなどの様子を書き込む（図3-2）。個々の様子に加えて，集団としての様子や遊びと遊びのつながりにも着目して，園庭を一つの絵になるようなイメージで捉えることができるよさがある。また，この記録を基に明日の保育を予想することができ，環境の再構成や個に応じた新

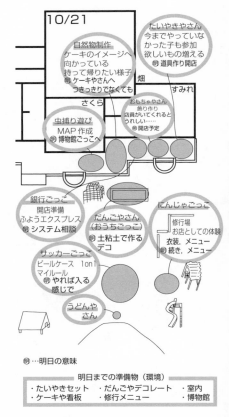

図3-2　環境図の一部

たな援助にも生かすことができる。

c. 映像・音声を記録する：これまで紹介した保育記録は，一部に画像や絵を使用しているものの文章が中心になる記録であったが，このほかにもビデオやICレコーダー等で撮影・録音し，映像・音声として記録する方法がある。映像や音声による記録は，子どもの動きや表情，子ども同士のやりとりなどに臨場感があり，また，その時々の空間のあり様についても詳細に残る有効な記録となる。しかし，映像や音声は記録として残したままでは，あまり意味をなさない。その後の省察がとても重要である。振り返ってみることで，文章による保育記録の大きな助けになったり，共通の記録を基に職員間での研修に活用されたりする。なお，研修については次節で後述する。

2. 保育記録を生かした省察と評価

(1) 保育の PDCA サイクル

どの様式の保育記録であっても，保育記録は記録すること自体が，子ども理解につながり，保育を読み解くきっかけになるものである。記録した保育を省察し，子どもの遊びや生活，興味・関心，内面にある思いなどを捉え直し，明日の保育に生かすことが重要である。ここでは，保育記録を生かした省察や評価，保育者間での研修（カンファレンス）について説明する。

保育の営みについて **PDCA サイクル**を基に考えていく。PDCA サイクルは製造業の品質管理に端を発したものであるが，現在では，学校教育にも大きく普及しており，学校評価やカリキュラム・マネジメントにおいても取り入れられている（図3-3）。このことを次の4歳児の保育記録（エピソード3-1）を基に考えてみよう。ハンターごっこは，子どもたちの間で流行った鬼ごっこが

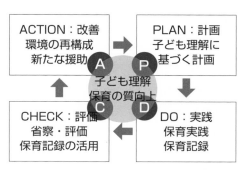

図3-3　PDCA サイクルと保育記録を生かした省察や評価

その時々の子どもたちの思いや願いでルールを変えながら続いている遊びであった。この場面に限らず遊びを展開する過程で，ルールに不満が出たり，遊びに飽きがきたりしたときは，子ども同士が関わることのできる大きなチャンスである。ここで，保育者は子ども同士で考えることを促した。しかし，解決には至らず，翌日へとつながっていくことがわかる。

エピソード3-1　ハンターごっこ（4歳児）の記録

　今日もハンターごっこ。保育者は様子を見守った。時間制限をして行っていた（3分）。程なく保育者のところにP男がやってきた。「先生，来て！」この頃は子どもたちでできるようになってきたので，様子を見守る程度の援助を行っていた。このような感じで来たときは，また何かしらの不満が出ており，ルールが変わるきっかけにもなるときである。保育者は「いいよ」と言ってみんなのもとに行くと，何やら丸くなって話し合っているようであった。話を聞くと，何回かハンターごっこをやったが，ハンターが一度も勝てなかったらしい。M男が「ハンターは勝てないからやりたくない」と言い出し，それがきっかけでハンターをやりたくない子が増えていって，鬼ごっこが成立しなくなったようだ。保育者はハンターを有利にするためにはどうするかを提案し，みんなで考え制限時間を5分ということにした。1回行ったがそれでもハンターは勝てなかった。

（2）カンファレンス

　日々の保育において，保育記録などを用いて時期や場面で切り取り，よりよい保育について語り合う営みを**カンファレンス**（保育カンファレンス）という。保育について複数の目で多面的に振り返ったり，保育のアイディアを保育者同士で出し合ったりしながら進める研修である。ここでは，エピソードの記録を用いたカンファレンスと映像を用いたカンファレンスについて紹介する。

1）エピソード記録を活用したカンファレンス

　保育記録を基にして，遊びの今後の展開やうまくいかないことを共有して話し合ったり，ある子どもを取り上げて，どのような援助が適切かを考えたりするカンファレンスである。具体的な流れについて例を挙げて説明しよう。保育者（このときは養護教諭）が5歳児の「保健室で言葉や気持ちの表出が少ない」子どもを取り上げた。そのきっかけとなったいくつかのエピソードによる保育

記録を提示した。それらを読み合い，普段，それぞれの保育者が見ている様子も織り交ぜて交流した。話し合いから見えてきたことは，対象となる子について，言葉は少ないながらも，自分から様々なことに関わろうとしていることや，当番活動や遊びの振り返りの際には，堂々と取り組むことができていることから，言葉の表出がないのは本人が必要感を感じていないのではないかといった，様々な見立てであった。これらの見立てをもとに，今後の援助の方向性などを話し合った。このように，エピソード記録や普段の様子を基に，対象となる子どもの内面について多くの目で検討することで，深い子ども理解につながることが期待できる。

2）映像記録を活用したカンファレンス

　ビデオで撮影した映像記録を用いてのカンファレンスである。これは **TEM** というツールを基にしている。TEM とは，複線経路・等至性モデリング（Trajectory Equifinality Modeling）の略称であり，個人の経験や人間の成長・発達などを時間の流れに即して捉え，周囲の状況や社会・文化的文脈なども考慮しながら理解し，記述する方法である。対象となる子どもを取り上げ，その子の保育の様子をビデオ撮影する。撮影した保育の中から数分を切り取り，その映像を保育者全員で数回視聴しながら付箋に対象児の言動や周囲の出来事などを書き出し時系列に並べ（TEM 図という），対象児とその周辺の出来事を視覚化して考察する。具体的な流れについて例を挙げて説明しよう。対象となる子どもは 4 歳児である。保育者の見立てや願い，ビデオ撮影による保育記録を基に保育者全員で TEM 図（図 3 - 4 に一部を表示）作成した。作成する過程で，それぞれの保育者が気づいたことを交流しながら，明日の保育について考えた。多くの目で共通の保育場面を見ることで，よりよい環境構成や援助について検討することができる。話し合われたことの 1 つに環境構成があった。築山の頂上が平らではなく，遊びが安定していなかったことを考慮して，頂上部分の平面を増やし，活動の幅を広げるとともに遊びのイメージをさらに広げられるようにするというものであった。環境構成をした後の様子を記述した保育記録が先に表示した表 3 - 3 と図 3 - 1 である。

【対象児（E男）の様子】

・遊びのイメージを明確にもっていることが多く，自分で準備して作り上げていこうとする意欲がみられる。

・生活や遊びの中で，自分の意見をはっきり言ったり，その時々の気分に左右される発言があったりするので，友だちとのいさかいが多い。

【保育者の願い】

・遊びを作る過程で友だちの思いにも耳を傾け，友だちのもつ様々な思いに気づいてほしい。

・自身のよさを発揮して，友だちと共感しながら，遊びを作り上げていってほしい。

【撮影した場面】

E男が築山の上でバーベキューごっこを友だち（G男）と楽しんでいる場面

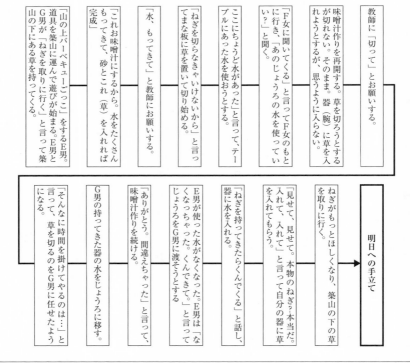

※本来，このTEM図には対象児にたどり着いてほしい具体的な姿や，対象児を取り巻く環境が与える対象児への様々な影響と可能性などが加わる。

図3-4　作成したTEM図の一部

演習課題

① 　紹介した保育記録のぞれぞれの特徴やどのように保育に生かすことができ
るかなどを話し合いながら整理してみよう。
② 　エピソード３−１ハンターごっこ（４歳児）の保育記録を基に，明日の保
育についてどのような手立てが考えられるか話し合ってみよう。

■**参 考 文 献**

・中坪史典編著：質的アプローチが拓く「協働型」園内研修をデザインする，ミ
ネルヴァ書房，2018
・鯨岡峻著：子どもの心の育ちをエピソードで描く，ミネルヴァ書房，2013
・宮城教育大学附属幼稚園：研究紀要65，子どもが夢中になって遊ぶ環境とその
援助，2020
・宮城教育大学附属幼稚園：研究紀要64，子どもが夢中になって遊ぶ環境とその
援助，2019
・宮城教育大学附属幼稚園：研究紀要63，子どもが夢中になって遊ぶ環境とその
援助，2018

第4章
環境を通した遊びと学び

1．環境を通した遊び

　子どもの遊びは自然に始まるのではなく，周りにある環境に刺激され，子どもの内面から湧き出た興味や関心によって引き出される。そして，その環境に子どもが主体的に関わり，もっと関わりたい，もっとうまく関わりたいといった思いや願いが生じることで，環境との関わり方や環境のもつ意味に気づき，それを取り込もうとしたり，試行錯誤したり，考えたりするようになる。このように子どもが環境に関わり主体性を十分に発揮し遊びを展開していくことを通して，望ましい方向に向かって子どもの発達を助長することが保育の基本である。したがって，子どもが発達に必要な体験を積み重ねることができるように，一般的な発達過程と，遊びを展開しているその子どもの発達過程の2つの観点から発達の見通しを立て，発達的意味のある環境を構成する必要がある。

　また，複数の子どもが一緒に同じ体験をしたとしても，そこから子どもが抱く興味・関心や，その体験から子どもに根づくことは必ずしも同じではない。したがって同じ遊びであっても，その経験を通して保育者がねらう発達的意味のあることも1つとは限らない。保育者には，子ども一人ひとりの経験を丁寧に捉え，それぞれの発達に必要な援助をしていくことが求められる。

（1）子どもの遊びを捉える視点

　遊びが成立するにはその遊びに必要な前提となる発達がある。遊びを通して子どもを育てるには，「手段としての遊び」と「結果としての遊び」の2つの視点をもつ必要がある。「手段としての遊び」は，遊びを通して子どもの発達が促されるという発達援助の視点である。たとえば，3歳児で身の回りにある

自然を取り入れて遊ぶことをねらいとして，花をすりつぶして作る色水遊びを計画した場合，はじめて経験する3歳児はザルやすり鉢の使い方，色水ができる仕組みがわからない。何度も繰り返し遊ぶことで，ザルやすり鉢の用途を理解し，手指の運動が精緻化され道具の効果的な使い方を身につける。また，花の種類や水の量に応じてできあがる色水が異なるといった因果関係を理解するようになる。この場合，色水遊びは子どもの発達を促す手段となる。一方「結果としての遊び」は，子どもは発達した力を使って遊ぶという視点である。色水遊びに必要な運動発達や知的発達が進めば，保育者の援助がなくとも手早く色水を作ることができるようになる。

　保育者は，子どもが遊んでいる姿から子どもが獲得している知識や技能が何かを見取ることできる。また，試行錯誤や予想しながら対象に働きかける姿からは，因果関係や推論といった思考の状態を把握することができる。さらに，うまくできない場面からは，どのような発達が必要な状態なのかを整理することができる。このような発達の理解ができると，保育の計画や振り返りにおいて，遊びが発達的意味のある活動かどうか，発達にふさわしい内容かどうかという観点から評価できるようになる。

（2）主体的な遊び

　子どもが環境に変化を与えられることに面白さを感じられると子どもの主体性が引き出される。このとき，自ら選択，決定できる自己決定性の高い状況であるほど，子どもはその行動の主体者であるという認識をもつことができる。したがって，主体的な遊びを促すには，子どもが自ら選択，決定できるようになっていなければならない。たとえば，自由遊びで取り組める遊びが少なく，遊びたいことではなく用意された遊びに取り組む子どもは主体的に遊ぶことは難しい。また，何かを製作する場合も作り方や素材が限定されていては自らの考えで遊ぶことは難しい。したがって，多様な選択肢があり，子どもの思いが実現できるような環境を構成する必要がある。とりわけ，年齢の低い子どもほど保育者に明示的に言葉で訴えることができないため，子どもに必要な体験を複数想定し環境を構成するよう心がける必要がある。

　また，子どもの主体性を促す上で子どもが決めることは遊びの種類だけでは

ない。どのように遊ぶのか，どのように遊びを続けるのか，いつまで遊ぶのか（遊びを終了するのか）といったことも，子どもと一緒に決めていくとよいだろう。そのためには，子どもから遊びについてのプランを聞き理解することが大切である。時には，クラス全体で遊びのプランを共有し，クラス集団が全体としての主体性をもって活動を決めることも大切である。

（3）子どもの思いと遊び

　遊びを展開するためには関連する知識や技能などの発達が必要であるが，それらを機械的に経験すれば遊びが豊かになっていくわけではない。エピソード4-1から，3歳児のA児とB児が保育者から樋遊びに誘われても遊びが続かなかったのはなぜか，その理由を考えてみよう。

エピソード4-1

　3歳児の遊びがマンネリ化していたことが気になった保育者は，昨年度の3歳児が樋遊びを楽しんでいたことを振り返り，今年度の3歳児が樋遊びに興味をもつように園庭の環境構成の1つに短い樋を置いた。翌日，新しく置かれた樋に気づいた3歳児のA児とB児は樋に近づくと，保育者はジョウロを手に持ち傾けながら「こうやって水が流れるよ」と見せた。それを真似して2人は交互にジョウロから水を流してみた。しかし，ジョウロの水がすべて流れてしまうといつもの遊びに移ってしまった。それ以降，樋で遊ぶことはなかった。

　このエピソードには続きがある。エピソード4-2からA児とB児が樋遊びをするようになったのはなぜか，また保育者が樋遊びに氷を取り入れたときのA児とB児の気持ちはエピソード4-1とどのように違うか，考えてみよう。

エピソード4-2

　5歳児の数人がグループになって樋遊びをしていた。5歳児はより長くスーパーボールが転がっていくことを目標に試行錯誤しながら何日もかけて樋を組み立てていた。エピソード4-1からしばらくたったある日，5歳児の樋遊びグループのC児が，自分たちの樋遊びを見てもらおうとA児とB児を含む数名の3歳児を誘った。5歳児に連れられていつもは行かない5歳児の遊び場に入ると，高く

て長い樋が組み立てられていた。C児が積み上げられたビールケースを上り，スタート位置に立って3歳児に向かって「見ててね，いくよ！」と言って手からスーパーボールを離すと，勢いよく転がっていった。それを見てA児とB児はワクワクしたのか樋を転がるスーパーボールを追いかけて走って行った。

　翌日，A児とB児は園庭に置かれていた3歳児の短い樋で遊ぶようになった。ジョウロで水を流したり，スーパーボールを転がしたり，石や砂を置いてみたり，いろいろな物で試して遊ぶようになった。何度も繰り返し遊んだあと，A児とB児がスーパーボールは速い，砂は途中で止まってしまう，石は大きさや形によって動きが異なるといった話をし始めた。そこで，保育者はゼリーのカップで氷を作り，氷が滑り落ちる様子を2人に見せた。すると2人は氷の動きに不思議さを感じ，氷を樋で滑らせて動きを確認し始めた。その熱心に遊ぶ2人の姿を見た他の3歳児が樋に寄ってきて，一緒に遊び始めた。

1）状況を変える関わりを理解する

　エピソード4-1で保育者は昨年度の3歳児の子どもの姿から樋遊びを経験させようとしていた。保育を計画するとき一般的な3歳児の姿や昨年度の3歳児の姿は参考になる。しかし，同じ遊びでも興味や関心を引き出す状況は異なることに留意する必要がある。

　エピソード4-2でC児がA児とB児を樋遊びに誘ったのは偶然の出来事であった。3歳児の2人は5歳児が作り上げた大きな樋に魅力を感じただけでなく，迫力のあるスーパーボールの動きに樋遊びの面白さを実感した。このエピソードのように，目新しいものを環境に取り入れれば子どもが興味を示すとは限らない。子どもを理解する上で，心が動かされる体験が何か，物や仲間など様々な環境と出会い関わることでどのように状況が変わっていくのかを予想し，子どもの思いをつないでいくことが大切である。

2）興味や関心が広げる遊び

　遊びが子どもの興味や関心と結びついているとき，子どもは目標に向かって考えたり，試したり，新たな知識や技能を追求したりする。エピソード4-2では，A児とB児は保育者が見せたようにジョウロから水を流したり，5歳児の真似をしてスーパーボールを転がしたりするだけでは終わらなかった。近くにある石や砂ならどうなるのか試す遊びを生み出した。そしてこの遊びを通し

て，2人は重力の法則性や，物の性質に気づき，同じような動きにも「流れる」
「転がる」「滑る」といった違いがあるという科学的な見方を見出した。乳幼児
期の遊びではこのように体験を通して，法則性や規則性，物や人，出来事につ
いて知ろうとする思いを援助することが重要である。

3) 子どもの思いを言葉にする

　子どもの思いを理解するためには保育者の問いかけによって思考を言語化し
子どもの内にあるものを意識化させることも大切である。たとえば，遊びを展
開する子どもの思いを聞くだけでなく，どのようなことに困っているのか，ど
ういう順番だったのか，必要な情報は何か，他の場合はどうなのか，別のやり
方はあるのかといった問いかけをしながら子どもの思考の進展を援助する。そ
して，新たに生み出した考えが正しいかどうか試してみる。たとえ外れていた
としても，なぜ外れたのかを子どもと一緒に考えていくことで理解が進む。こ
のとき，友だちの考えを聞くことで自分と異なる考えがあることに気づき，自
ら判断したり，考え直したりするなど，新しい考えを生み出す喜びを味わえる
ようにすることも大切である。

2. 遊びを通した学び

　遊びには用いる対象がある。ごっこ遊びであれば見立てる物や自分そしてイ
メージが，ルール遊びではルールが，言葉遊びであれば言葉が対象といえる。
そして，遊びを通して子どもはその対象の特性や出来事を理解する。その特性
の生かし方を工夫したり，そこに友だちが関わったりする中で遊びが発展し学
びが深まっていく。このような学びは乳児期から生じている。たとえば，紐が
ついている物を扱う遊びをしているうちに引っ張るという動きが物を移動させ
る手段となることを理解するようになる。そして一度「引っ張る」の因果関係
を理解すると，直接物に手を出すのではなく紐を引っ張って物を手に入れるこ
とを楽しむようになる。この学びはわずか生後8か月頃[1] の姿である。乳幼児
にとっての学びは外界を知ること，そしてその外界と関わりながらよりよく生
きていくことである。保育者は，乳児期から時間をかけて子どもが今と未来を
よりよく生きていくために必要な学びが得られるよう援助していく必要があ

る。

（1）保育者の援助

　子どもの遊びを通した学びを充実させるためには，子ども一人ひとりの発達
を捉える視点が重要である。たとえば，樋に水を流し石が音をたてながら流れ
ていく遊びを複数の子どもで楽しんでいるとき，石を落としカラカラと音を立
てることのみに楽しみを見出す子どもと，水の力で石が動いていく現象を捉え，
結果を予測しながら楽しむ子どもでは発達が異なっている。予測を楽しむ子ど
もは因果関係や物の特性を理解している発達状態にあり，ここから類似の事象
を探したり，他の方法を試したりすることで，現象や物の理解を深められるよ
う援助することが考えられる。一方，音を楽しむことはできても予測ができな
い子どもは感覚や運動で遊ぶ発達状態にあると考えられる。このとき，必ずし
も樋遊びで現象を理解し予測できるように援助することが望ましいとは限らな
い。予測はできなくとも，その子どもにとっては他児と同じ遊びに参加して楽
しみを共有し，仲間との関わりの機会や，思っていること，感じていることを
言葉で伝える機会を増やすことの方が発達的に意味をもつ場合もある。このよ
うに，それぞれの子どもの発達をふまえ，遊びから必要な体験を得られるよう
に援助していくことが大切である。
　また，遊びを充実させたいという願いは乗り越えるべき新たな状況が生まれ，
必要な発達を示すことがある。たとえば，コマをたくさん回したい，難しい技
ができるようになりたいという願いには，それを可能にする運動発達が求めら
れる。お店屋さんごっこをよりリアルに面白くしたいという願いには，メニュー
や看板を作るための文字理解，お金を扱う数の理解，お店屋さんらしい振る舞
いをするための社会的知識といった認識の発達が必要になる。遊びに必要な発
達が進めば，やりたいと思う遊びを実現することができるようになる。これら
の発達は遊びに取り組む中で伸びていくことも想定できるが，ごっこ遊びであ
れば絵本の読み聞かせや，数を使ったルール遊びを通して発達を援助すること
も可能である。子どもが願ったように遊ぶことができるために，どのような場
面で，どのような経験をして，何を育んでいくのか保育全体から考えることが
大切である。

　発達を援助する際に，保育者は見通しを立て子どもが失敗しないよう，うまくいくようにと必要以上に援助してしまうことがある。しかし，取り組む内容が容易になってしまうと発達の機会が失われてしまう場合がある。子どもは，挑戦性や複雑性が高い遊びに興味や関心を抱く。できないと悩んだり，困ったり，考え込んだりするような経験こそが，発達にとって意味がある。子どもが思いを寄せいているものに保育者も同じように思いを寄せ，その子どもなりの時間をかけて発達する姿を見守っていくことで，子どもは安心して取り組むことができる。

(2) 発達の連続性

　子どもは発達初期から有能であり，どの年齢であっても発達に応じた理解ができる。子どもの理解は経験したことで得た素朴なものから始まり，繰り返し経験することで修正されたり，範囲を広げたりして知識が組み替えられ質的に高まっていく。たとえば，3歳と5歳の樋遊びは遊びの種類は同じでもそこで経験していることは同じではない。発達的な違いを捉え，その連続性をふまえた援助が求められる。先のエピソードの子どもであれば，3歳児では重力の法則性と物の特性による動きの違いは理解できても，複数の樋を構造化させたときの物の動きをイメージして遊ぶことは難しい。4歳児は樋を組み立てる力が発達してくることで，複数の樋を使って道筋を作り，物の動きの変化を試して遊ぶことができるようになる。そして，5歳児は4歳児の経験で得た樋の組み合わせパターンとそれぞれの物の動きの結果を知識として蓄えている。この知識を使って動かしたい物の動きのイメージをつくり，その実現に向けた複雑な構造を試行錯誤しながら考え出すことができるようになる。このように，5歳児の高度な樋遊びは年齢発達に伴って自然と現れてくるものではなく，3歳，4歳それぞれの樋遊びから得た**発達の連続性**から成り立っている。したがって，子どもに遊びを提案する際は，これまでにどのような経験をして何を獲得しているのかを整理するとともに，これからする経験を通じてどのようなことが獲得され，どのような経験でそれが生かされていくのか発達の連続性を予想しながら保育を創造していく必要がある（第1章2. 参照）。

（3）知識の獲得

1）知識の表象

　知識の表象（外の世界を鏡のように映す内的な表現）は，動作（することを通して知る），映像（イメージを通して知る），シンボル（言語のような記号を用いて知る）の3つの方法で獲得すると考えられている[2]。子どもが外界をどの表象で取り入れようとする傾向があるのかといった観点から発達を捉えることができる。そして，実際に自分が物を扱ったり，自分自身が動いたりすることを通して物事を理解する経験だけでなく，絵本や図鑑，タブレットなどを用いて知る経験と，その楽しさを実感できるようにすることも大切である。

　また，知識には概念として知っているという側面と，やり方を知っているという側面の2つがある。たとえば，前者は数字などの知識であり，後者はリレーで人数を同じにするにはチームに何人いるか数えて解決する方法を知っているという知識である。概念の側面は言語化できるのに対し，方法の側面は必ずしも言語化することができないといった特徴がある。子どもの知識を伸ばす際には，概念的知識そのものを獲得すること，概念的知識の活用方法を身につけることの2つの発達をねらって保育を考えていく必要がある。

2）素朴概念・素朴理論

　子どもは生まれながらにして因果関係を理解する力をもっている。因果に着目することで対象を分類し概念形成へと導く。子どもが外界との直接的経験を通して独自に作り上げた概念のことを**素朴概念**という。そして，特定の概念の領域の中で素朴概念が関連づけられ，まとまりのある知識となったものを**素朴理論**という。子どもはこの素朴概念や素朴理論をもつことで，外界を理解したり推論したりすることが容易になる。素朴理論はその後の科学的学習によって科学理論へと変容していくことが求められる。しかし，一般的に子どもは矛盾があっても想像力で埋め自分なりの素朴概念，素朴理論を形成してしまうため，誤っている場合がある。一度，誤って形成されてしまうと，その後の科学的学習では自分の誤った信念とは異なる説明を受け入れにくく，科学的変容が難しくなってしまう。子どもなりの理解の仕方を把握し，植物，生き物，水，光，音，空気，天気，磁石，砂や石，重力といったことについて，遊びを通して科学的概念を発見できるよう体験の場を構成することも必要である。

エピソード 4−3

　5歳児クラス 9 月のある日，数人の子どもと保育者が一緒に子どもが入れるほど大きい家を作ったことをきっかけに，女児 D 児と E 児がおばけやしきごっこをはじめた。D 児と E 児は，おばけが登場する絵本を数冊ながめ，「ながいね」「しろいね」などと話していた。そして，E 児は以前作った衣装製作をヒントに白いポリ袋を持ってきて 3 か所を切り，頭と手を出せるようにした。次に，新聞紙を細く切りポリ袋に貼った。D 児は E 児の真似をして白いポリ袋にカラーテープや折り紙を貼り付けた。完成すると，ポリ袋を着ておばけダンスを踊ってみせた。それを見た E 児は「わはははは」と笑い D 児を真似して踊った。

　衣装ができると，E 児は D 児に「どうやってかくれる？」と相談するが，D 児は「かくれればいいよ！」と返事をした。困った E 児は保育者に相談すると，保育者はスズランテープを使ったらどうかとアドバイスをした。それを聞いた E 児は D 児を誘いスズランテープを家に貼ってカーテンを作った。

　おばけの家に興味をもった数名の子どもがやってきて遊びに加わった。次第に，おばけの衣装やポリ袋でおばけを作る子ども，おばけの家を飾る子どもなど，いろいろな遊びをする子どもが増えた。それを見て「おばけのくにみたい」と E 児が言うと，おばけやしきごっこは，おばけのくにごっこへと発展していった。そこで E 児は画用紙におばけのくにの看板を作ることにした。そこには「おばけのくに」「あそびにきてね」「おばけやしきあるよ」「10 がつ 25 にち」と書かれていた。そしてハートを描いてハサミで切って貼るなど工夫をこらした。D 児もポスターを作ろうとえんぴつを持ったが，うまく書けず，E 児や他児が作りながら遊んでいるのをじっと見ていた。

 事例演習

① 　エピソード 4−2 の続きを想像し，どのように遊びが発展する可能性があるか多様な観点から考えてみよう。

② 　エピソード 4−3 に登場する D 児の発達を，遊びをイメージする力と文字理解の観点から整理し，D 児の発達を援助する保育と，異なる発達状態の子どもが一緒に遊ぶための援助について考えてみよう。

■**引用文献**

　1）新版 K 式発達検査研究会：新版 K 式発達検査法 2001 年版標準化資料と実施法，
　　　ナカニシヤ出版，2008，p.133

　2）Bruner, J. S., Olver, R. R., & Greenfield, P. M.（岡本夏木・奥野茂夫・村川紀子・
　　　清水美智子訳）：認知能力の成長—認識研究センターの協同研究—（上），明
　　　治図書，1968，p.30

■**参考文献**

　・本郷一夫・飯島典子編著：シードブック保育の心理学，建帛社，2019
　・無藤隆：理科大好き！の子どもを育てる，北大路書房，2008
　・佐伯胖：「学ぶ」ということの意味，岩波書店，1995
　・佐伯胖：「わかり方」の探求，小学館，2004
　・榊原知美編著：算数・理科を学ぶ子どもの発達心理学，ミネルヴァ書房，2014

42

第5章
運動と身体感覚

1. 運動における「不器用さ」とは

(1) "からだのおかしさ" という問題

　「転んで手が出ない」,「動きがぎこちない」,「力が入りすぎて, ちょうどよい力で動作ができない」。これらは, 保育者の7割以上が「保育現場にいる」または「最近増えている」と感じている子どもの "からだのおかしさ" である[1]。子どもの体力・運動能力の低下が叫ばれて久しいが, その理由の一つとして, 科学技術の発達や少子化の進行などの現代社会の変化の中で, 子どもが身体を動かす機会が少なくなったことが挙げられている。様々な運動機会を保障していくことは保育における一つの大きな課題である。しかし,「動きがぎこちない」子どもは, 単に "運動経験の不足" といえるだろうか。本章では, 子どもの動きの「不器用さ」に焦点を当て, 日常や保育の中でのつまずきやすさや多様な活動の展開のための理論的な知識および保育の工夫について学ぶ。

(2)「不器用さ」からくる困りごと

　保育現場で捉えられる「不器用さ」は, はさみの使用, 折り紙, 箸やスプーンの使用, ボタンやファスナー, 紐(結び方)など多岐にわたる。「不器用さ」は, どの子どもにも多かれ少なかれみられるが,「不器用さ」からくる困りごとは,「目の前のことができないこと」だけではなく,「周りのみんなと同じようにできないこと」でもあり, 身体の操作がうまくできないという技術面と, 劣等感・不安感という精神面の両面から捉える必要がある。さらに, 日常の困りごとは年齢や環境によっても変わるため, 保育者は, 子どもが「なぜ困って

いるのか」を正しく理解し，支援を行う必要がある。

（3）発達性協調運動症（DCD）

　運動の「不器用さ」のために日常生活に支障が出ている場合，**発達性協調運動症**（Developmental Coordination Disorder：DCD）の診断がつくことがある。DCD は，明らかな麻痺や筋疾患がないにもかかわらず，手先の細かい動作だけでなく，まっすぐ走れない，縄跳びが苦手など，全身運動においても困難が生じる。特に，日常生活において頻繁に行う動作は，「できる・できない」が本人，周囲にとってわかりやすく，失敗経験の積み重ねによる自分の身体への不信や，見られることへの恥ずかしさ，苦手意識や自尊心の低下といった**二次障害**を招きやすい。その結果，「できないのではなくふざけてやっていないだけとみられたい」という劣等感から縄跳びを振り回すなど，周囲から“真面目に取り組んでいない”とみられる行動をしてしまうことがある。さらに，できる遊びや活動が限られることによって遊びの幅が狭くなる，すなわち遊びによって得られる経験も少なくなるという悪循環に陥ることもある。

2. 身体感覚と運動の発達

（1）協調運動と身体感覚

　運動発達は大きく，歩く・走るといった身体全体の動きが関わる**粗大運動**と，手指を使う**微細運動**に分けられる。しかし，この２つの運動は独立して発達するものではない。たとえば，粗大運動では目標物を定めて進んだりする際に自分の動きや周囲を目で見て姿勢をコントロールするなど，身体の動きと知覚との協応が必要となる。同様に，微細運動においても目で物の位置を捉えて手でつかむために**目と手の協応**が不可欠である。特に，目的に合わせながら身体各部を調整する**協調運動**は，乳幼児期の運動発達において非常に重要である。

　協調運動の発達は**身体感覚**によって支えられている。感覚には，比較的自覚しやすい**五感**（視覚，聴覚，触覚，味覚，嗅覚）に加え，**平衡感覚**（身体のバランスをとる），**固有覚**（身体の動きをコントロールする）などもある。たとえば，牛乳パックからストローで牛乳を飲む際には，固有覚を使ってパックを

つぶさないよう力加減を調節して手で持ち，ストローの位置を把握し口元へ持ってくるために視覚と平衡感覚を使っている。平衡感覚と固有覚は，五感の中の触覚と合わせて「3つの感覚」[2] といわれている。

　これらの感覚を目的に応じてバランスよく使用することを**感覚統合**という。刺激に対する感じ方には個人差があるが，感覚が統合されることで，自分の身体の大きさ，手足・指の曲げ伸ばし具合，身体の傾き具合などを実感する**ボディイメージ**（身体イメージ）が作られていく。一方で，感覚のアンバランスさや感覚異常，たとえば視覚や触覚などの**感覚過敏**がある場合，目や手からの情報を適切に受容できず，はさみなどの道具がうまく扱えないなどの「不器用さ」につながることがある。特に，「3つの感覚」のように認識されにくい感覚については，周囲からの理解がされにくく支援がスムーズにいかない場合があるため，注意が必要である。

(2) 手指の操作の発達

　協調運動の中でも，特に手指の操作（微細運動）は，①動作自体が細かく捉えられにくい，②"運動経験不足（練習すればできるようになる）"と捉えられがち，③日常生活の身辺自立との関連が深いことから，適切なアセスメントおよび支援が重要となる領域である。ここでは，遠城寺式乳幼児分析的発達検査法および，KIDS 乳幼児発達スケールの測定項目などを参照しながら，手指の操作の発達について，目に見える発達（**表面的発達**）と，その背後で起こっている変化（**潜在的発達**）の両面から解説する。

1) 表面的発達の側面：把握（握る・つかむ・つまむ）の発達

　おおよそ生後1年の間に，手首や指先の発達にしたがって握り方が変化していく（表5−1）。把握の発達は小指側から親指側に向かって進み，把握反射の消失後は手のひらと小指，6か月頃には4本の指と手のひら，8か月以降では親指と人さし指を使って物をつかむようになる。「つかむ」だけでなく「放す」ことができるようになるのは6か月頃であり，物を落とすことを楽しんだり（8か月頃），ボールを投げたりする（1歳頃）ようになる。把握の発達が進む中で，物を様々な形で「もつ」ことができるようになり，車のおもちゃなどを手でつかんで走らせる（11か月頃）など，遊びや動きの幅が広がってくる。

表5-1　把握の発達（12か月頃まで）

月齢	把握（握る・つかむ・つまむ）の発達	つかみ方
〜6か月	把握反射・触れた物をつかむ（0：1） 一度握った物をしっかり握って放さない（0：3） 目の前にある物を手を出してつかむ（0：5） 持った物を放す（0：6）	
〜12か月	持っている手から他方の手に持ち変える（0：7） 親指と人さし指でつまもうとする（0：8） 物を拾ったり落としたりして喜ぶ（0：8） 箱などの簡単なふたをあけたりしめたりする（0：11） 車のおもちゃなどを手でつかんで走らせる（0：11） ボールを投げる（1：0）	

［遠城寺式乳幼児分析的発達検査法，KIDS 乳幼児発達スケール，引用文献3）4）をもとに作成］

　把握の発達に伴い，道具の操作もできるようになってくる。たとえば，描画・書字の発達（運筆技能の発達：表5-2）は，鉛筆やクレヨンをグーで握り（手掌回外握り・手掌回内握り）肩や肘を大きく動かして操作する段階から，手首を動かしながら操作できるようになる段階（手指回内握り）を経て，3本の指を使って握ることができるようになる。三指握りの段階では，指先ではなく手首を動かして操作する段階（静的三指握り：3歳頃〜）と，指先を動かして操作できる段階（動的三指握り：4歳頃〜）がある。

　はさみや箸などについても，同様に操作ができるようになっていく。ここで重要なのは，「各段階を十分に経験することで次に進むことができる」[6]ということである。最初から大人と同じ握り方を指導することは，そこに至るまでに必要な力の発達の機会を奪うことになり，結果的にうまく握れなくなるおそれがある。表5-3には，その他の遊びや生活の場面における手指の操作に関する協調運動の発達を示した。ここで示す年齢はあくまでも目安である。たとえ

表5-2 運筆技能の発達

年齢	運筆技能の発達	握り方・もち方
1歳	なぐり描きをする ぐるぐると円のように描く	
2歳	短い直線を描く 直線をまねて描く 円をまねて描く	
3歳	十字をまねて描く 自分でバツ（×）や十字を描く	
4歳	人や物を描く	
5歳	四角形を描く	

手掌回外握り
（1歳頃）　　手掌回内握り
（1歳頃）

手指回内握り
（2歳頃）

静的三指握り
（3歳頃）　　動的三指握り
（4歳頃）

［遠城寺式乳幼児分析的発達検査法，KIDS乳幼児発達スケール，引用文献4）5）をもとに作成］

表5-3 遊び・生活場面における協調運動（手指の操作）の発達

年齢	遊び	生活
1歳	積み木を2つ積み重ねる 容器の水を別の容器に移す	ドアを開けたり閉めたりする スプーンですくおうとする
2歳	簡単な手遊びができる 水鉄砲など指を使うおもちゃを使う 紙を半分に折る	靴をはく 簡単な服の着脱をする スプーンを使ってこぼさずに食べる
3歳	のりを使って，紙を貼る はさみを使って紙を切る（1回切り） はさみの開閉を繰り返して切る（連続切り） はさみで簡単な形をおおまかに切る	箸を使う（握り箸） 大きなボタンをはめる・はずす 自分で体を簡単に洗ったり拭いたりする ファスナーの開け閉めをする
4歳	はさみで線（直線・曲線）に沿って切る 転がる・弾むボールを見てつかむ 折り紙で簡単なもの（紙飛行機など）を折る	小さめのボタンをはめる・はずす 大便の後おしりを拭く
5歳〜	折り紙で複雑なもの（折り鶴など）を折る はさみやのりを使って工作をする	箸を正しい持ち方で上手に使う 簡単な紐結び（片結びなど）ができる

［遠城寺式乳幼児分析的発達検査法，KIDS乳幼児発達スケール，引用文献4）〜8）をもとに作成］

ば，参考にする検査によって，同じような運動項目でもその達成年齢が異なっている場合がある。特に運動項目については，検査が作られた年代や項目の判定基準によって該当年齢が異なることがあるため，"達成年齢"にとらわれすぎず，個々の発達に応じた運動機能の段階的な発達を促すことが大切である。

2) 潜在的発達の側面：感覚・知覚・認知の発達

把握や道具の操作などの協調運動（手指の操作）の発達の過程では，表5-1～5-3で示したように，様々な段階を「見る」ことができる。それでは「できるようになる」その背後では，どのような変化が起こっているのだろうか。身体感覚については先に述べたが，ヒトがどのように外界から入ってくる刺激を受け（感覚），状況を知り（知覚），解釈・判断（認知）しているのかを「見る」ことは難しい。鴨下（2018）は，様々な動作の苦手・不器用さにつながる要因として①両手がうまく使えない，②感覚の未発達，③力のコントロールが苦手，④物をみる力が弱い，⑤身体イメージが捉えにくい，の5つを挙げている[6]。このうち②～⑤は，感覚・知覚・認知の側面にあたり，「見えにくい」潜在的発達の側面といえる。

たとえば，表5-2で示した運筆技能の発達については，①握り方や指の力，利き手と反対の手の使い方などの"表面的側面"に加え，②鉛筆に触れる親指・人さし指・中指の感覚（触覚）や，③筆圧のコントロール（固有覚），④見本を見て描く力（視覚）や**空間認知**（サイズや位置関係を捉える機能），⑤鉛筆の先で描いている感覚（身体イメージ），完成した絵のイメージ（想像力）などの"潜在的側面"の発達も総合的に支えていく必要がある。すなわち，子どもの運動発達を捉えようとする場合には，表面的に何ができるかを「見る」だけでなく，潜在的に蓄積され育ちつつある力にも「注意を向ける」ことが重要となる。

3. 保育における工夫と留意点

（1）動きを促す環境

子どもの「動き」は，様々なものとの出会いにより引き起こされるため，自発的な遊びと環境が非常に重要である。次の事例について考えてみよう。

エピソード5-1

　4歳児のA児は，いつも食事に時間がかかってしまう。箸を正しく持つことができておらず，食べ物をうまくつかむことができていないようだ。A児は，箸を使うことへの意欲はあるため，保育者は「しつけ箸」を使って，食事中にA児の横について持ち方を教えることにした。一週間ほど経つと，A児はしつけ箸を正しく持つことができるようになったが，まだうまくつかむことはできていない。さらに，食事中に何度も，もっとしっかりつかむよう声をかけられ，A児は箸を使うことを嫌がるようになってしまった。

　箸・スプーン，ボタンなど，身辺自立との関連が深い動作は，介入も「その動作が起こる場面」に限定されがちである。しかし，動作を細かく分け，一つひとつの動作の発達を促す「しかけ」によって，様々な場面において子どもが主体的に環境と関わる「環境を通した支援」を行うことが可能となる。たとえば，箸の操作については，ビーズなど細かい操作が必要な玩具を置くことで，遊びを通して指先の動きや感覚を育むことができる。また，じっくりぬり絵に取り組むことのできる空間を設定し，鉛筆やクレヨンの先端を意識する機会を増やすことで，箸の先端を使うという身体イメージを育むことができる。

　箸を使う動作そのものも，食事場面から切り離すことで，主体的な遊びとして機能する。たとえば，ままごとコーナーに割り箸と2，3cm角に切ったスポンジを置くことによって，楽しみながら一連の動作を身につけていくことができる。

　保育者もまた，人的環境として，以下の3点において重要な役割を果たす。第1に，**発達の最近接領域**を見極める存在である。箸の操作のような一連の動作系列の記憶は，反復を経て自動化された**手続き的記憶**であり，その動作を身につけている大人にとっては"何も考えずにできる"ため，操作や操作に必要な認知的側面について改めて意識することは難しい。しかし，たとえば，利き手と逆の手で箸や鉛筆を操作してみるなどの工夫によって，それらをより強く意識することができる[9]。様々な生活動作は，単に身体の動きの訓練を繰り返し指導するのではなく，その発達の背景にある要因について正しい知識をもち，目の前の子どもの姿を正確に捉え，必要な援助・介入を行うことが重要である。

　第2に，子どもにとっての手本となる存在である。動作系列の学習は，「観察」「模倣」「動作」「イメージ」の4つの行動に分類される[10]。子どもにとって，保育者は観察・模倣の対象でもあり，保育者を手本として動作のイメージを具体的にし，また，一緒に動作を行いながらイメージを広げてくれる存在である。

　第3に，子どもの行為や結果をフィードバックする存在である。“正しい動作を教える”というフィードバックだけでなく，子どもの動作を鏡のように再現することによって，子どもの中で認知的にイメージされた動きと結果としての動きの「ズレ」が認識されやすくなることもある。また，子どもが挑戦したことに対して肯定的にフィードバックすることによって，自尊感情や有能感が高まり，活動に取り組む意欲を促進する，すなわち新たな環境との能動的な関わりの橋渡し役となる。

(2) 保育の工夫と多様な保育内容の展開

1) は　さ　み

　グー・チョキ・パーや，洗濯ばさみをつまむなど，親指・人さし指・中指の3本の指の動きや，「持つ・つまむ」動作が重要であり，「むすんでひらいて」や「やきいもグーチーパー」などの手遊びも効果的である。

　また，①はさみの開閉は，細長い紙など1回で切れるものによって，②切るときの（はさみが細かく振動する）感覚は，いろいろな厚さや素材のもの（折り紙・画用紙・ダンボールなど）を切ってみることでも身についていく。③線に沿って切る感覚やイメージは，線に沿って手で紙を破る遊びをしながら身につけることができる。④両手を別々に動かす意識は，輪っかに紐を通してネックレスを作る「ひも通し」などの遊びなどを通して，自然に経験を重ねていくことができる。

2) 折　り　紙

　折り紙は，手本やイラストを見ながら，自分で折り方をイメージする必要がある。また，紙の角と角を合わせるためには，角をしっかりと見て手で押さえながらもう片方の手で折るなど，様々な感覚や両手の役割分担が必要である。手順や折り方のイメージは，たとえば，大人が先に折り目をつけた折り紙で折っ

てみることも効果的である。また，日常生活の中でも，布団やハンカチを「たたむ」「ひっくり返す」など，保育者が動作や手順を意識しながら言葉をかけることにより，折り紙の説明の理解や完成形のイメージをもちやすくなる。

3）粘　　土

　粘土は，形を想像する力，立体的に捉える空間認知などを働かせながら，様々な形を自由に作ることができる。形をうまくイメージできていない場合には，大人が一緒に作ったり，他の子が作っている様子を見たりする。また，イメージがあっても力加減や手の操作がうまくできない場合には，粘土の中にビー玉などを隠して取り出したり，自分で隠したりする「宝探しゲーム」によって，指先の力加減や動かし方を楽しみながら身につけることができる。

4）多様な保育内容を展開するために

　目の前の動作が「できる・できない」ではなく，「できない」の中にどのような"つまずき"や"困りごと"が潜んでいるのか，その「できない理由」そのものの発達を促すことが大切である。もちろん，反復により特定の動作がうまくなることはある。しかし，できるようになったのは何が発達したからなのか，本章で取り上げた表面的発達および潜在的発達の側面を丁寧に捉えていかなければならない。また，手指の操作の不器用さと粗大運動のぎこちなさは，身体の動きと知覚との協応という点では同じ要素を背景とする問題であり，支援にあたっては「不器用な部分や特定の身体部位の動きの改善」にこだわらずに，身体全体を動かせるような運動を取り入れることも有効である[11]。

　子どもの動きの"不器用さ"とは，単なる経験不足ではなく，現在の発達特性である。そのことを理解した上で，保育者は，運動発達と様々な領域が関連していることを改めて意識し，「一つの活動」の中に，子ども一人ひとりが発達課題を達成するために必要なものを散りばめ，各々が活動に楽しさを感じ，心が動かされ，夢中になって取り組むための様々な「しかけ」を用意する。そうした一人ひとりの姿が活動のねらいと連動するときに，"苦手さ"はやりがいに変わり，一人ひとり"違う"子どもが一緒に活動する保育が実現されていくのだろう。

事例演習

① エピソード5－1について，A児が箸で食べ物をうまくつかめなかった理由として，「持ち方」以外の要因を，表面的発達と潜在的発達の両側面からできるだけ挙げてみよう。また，その力を育むための具体的な遊びを考えてみよう。

② エピソード5－2を読み，本章の内容をふまえながら様々な「得意」と「苦手」をもつ子どもが一緒に活動をすることの意義を考えてみよう。

エピソード5－2

　5歳児クラスで，各々好きな紙飛行機を自由に作り，ホールで飛ばす「紙ひこうき大会」を行った。走るのがクラスで一番速く，折り紙も得意なA児は，本を見ながら難しい紙飛行機を折ったが，思うように飛ばず首をかしげている。折り紙が苦手なB児とC児は，簡単な紙飛行機を保育者と一緒に折った。B児とC児が一緒に飛ばすと，B児の飛行機は右に大きく曲がり，C児の飛行機は一番遠くまで飛んだ。A児は「すごいねー！」とC児のところへやってきて，C児の飛行機を借りて飛ばしてみるが，何度やっても遠くまで飛ばず，再び首をかしげている。それを見ていたB児は，「もう少しやさしく投げたらいいんじゃない？」とA児に声をかけた。A児は先程よりも力を抜いて飛ばそうとするが，なかなかうまく飛ばすことができない。A児が，B児とC児がどうやって飛ばしているのかを見ていると「B君の飛行機，羽根の大きさが違うんじゃない？」と気づき，B児に声をかけた。B児は「あ，ほんとだ」と言い，羽根の大きさを直してもう一度飛ばすと，まっすぐに飛ぶようになった。A児はその後も遠くまで飛ばすことができずにいたが，B児とC児が「A君の飛行機，かっこいいねー」と言い，その後，A児に教えてもらいながら少し折り方の難しい飛行機に挑戦していた。保育者はその様子を遠くから見守り，微笑んでいた。

■引用文献

1) 野井真吾・鹿野晶子・中島綾子・下里彩香・松本稜子：こどもの"からだのおかしさ"関する保育・教育現場の実感：「子どものからだの調査2020」の結果を基に，日本教育保健学会年報，29，2022，pp.3-17

2）川上康則：発達の気になる子の学校・家庭で楽しくできる感覚統合遊び，ナツメ社，2015

3）新井邦二郎編著：図でわかる学習と発達の心理学，福村出版，2000

4）澤江幸則：「運動」（本郷一夫編著：発達心理学，第 2 章），建帛社，2007，pp.13-26

5）鴨下賢一：発達が気になる子の脳と体をそだてる感覚あそび，合同出版，2017

6）鴨下賢一：発達が気になる子へのスモールステップではじめる生活動作の教え方，中央法規出版，2018

7）矢野由佳子：「身体の機能と運動の発達」（青木紀久代編：保育の心理学，第 4 章），みらい，2019，pp.58-71

8）鴨下賢一・立石加奈子・中島そのみ：発達が気になる子への生活動作の教え方，中央法規出版，2013

9）山本信：幼児の協調運動の支援に関する保育者の認識とその変化に関する予備的研究：日常の「不器用さ」への支援に着目して，日本教育心理学会第 64 回総会発表論文集，2022，p.181

10）工藤孝幾：動作系列の学習における学習方略の妥当性の再検討，福島大学人間発達文化学類論集（教育・心理部門），10，2009，pp.23-37

11）七木田敦：「個性化する〈身体〉──不器用さ」（澤江幸則・川田学・鈴木智子編著：〈身体〉に関する発達支援のユニバーサルデザイン，第 13 章），金子書房，2014，pp.172-186

第6章
言葉と文字

1. 前言語期の発達理解の視点と援助

　初語の発現以前の前言語期において最も大切なことは，子どもが安心できる環境の中で発する声や表情，泣き，身体の動きなどに対して，応答的な関わりがなされることであろう。保育所保育指針の第2章「1　乳児保育に関わるねらい及び内容」には，「保育士等による語りかけや歌いかけ，発声や喃語等への応答を通じて，言葉の理解や発語の意欲が育つ」と記されている。さらに，「身近な人に親しみをもって接し，自分の感情などを表し，それに相手が応答する言葉を聞くことを通して，次第に言葉が獲得されていくことを考慮して，楽しい雰囲気の中での保育士等との関わり合いを大切にし，ゆっくりと優しく話しかけるなど，積極的に言葉のやり取りを楽しむことができるようにすること」とあるように，授乳やおむつ換え，子どもと一緒に絵本を見たり散歩をしたりする保育の様々な場面こそが，言葉が育つ基盤なのである。

　そのような意味で，前言語期の子どもの発達を理解する際は，視線が合わない，笑顔が少ない，喃語が増えないあるいは減少する等の状態がみられた場合，発達障害や聴覚障害の可能性を検討する必要がある。また，身体運動が活発な子どもの場合，指差しをして他者と共同注意を向けるより，自分で移動して興味のある対象に近づく傾向があり，その結果，言語発達が遅れがちになることがある。保育者は，運動発達と言語発達のバランス等，発達連関についても考慮する視点が求められる。

2. 言葉からみる子どもの発達

(1) 言葉の獲得過程と認知発達

　子どもは言語獲得の過程で，ユニークな言葉を発することがある。たとえば岡本（2004）は3歳児の歌の事例を挙げ，「あめふりくまのこ」という歌の2番「魚が　いるかと　見てました」を「おさかな　イルカと　似てました」と歌ったり，「アンパンマンたいそう」の中のフレーズ「アンパンマンは　君さ」を「アンパンマンは　キリンさーん」と歌ったりしたエピソードを紹介している[1]。これらはどちらも単なる聞き間違いや言い間違いではなく，子どもが「知っている単語，理解している知識を総動員して，ことばを使おうとする」[1]例であり，熊が魚を食べることを知らないので熊が川をのぞき込む情景が理解できなかったこと，「君」と呼ばれたり相手を呼んだりする経験がなかったことによると考えられる。すなわち，子どもが理解できたり発したりする言葉は，言語発達の様相を示しているだけでなく，認知発達の状態を知る窓口でもある。

　そして，幼稚園教育要領解説（文部科学省，2018）に，「特に，3歳児では，生活に必要な言葉の意味や使い方が分からないことがよくある。『みんな』と言われたときに，自分も含まれているとはすぐには理解できないこともあったり，『順番』と言われても，まだどうすればよいのか分からなかったりすることもよくある。教師は，幼児の生活に沿いながらその意味や使い方をその都度具体的に分かるように伝えていくことにより，幼児も次第にそのような言葉の意味が分かり，自分でも使うようになっていくことから，一人一人の実情に沿ったきめ細かな関わりが大切である」と示されているように，子どもの認知発達の状態に合わせた援助が必要なのである。

(2) 子どもの言葉を受け止める視点

　しかしながら，子どもが発する言葉が，常にその子どもの認知や感情を表すとは限らない。

エピソード6-1
　5歳児クラスの一斉活動で，リレー遊びをすることにした。多くの子どもが「やった一！」と声を上げて喜ぶ中，「面倒くさい」とつぶやく子どもがいた。

　その子どもはもともと運動が好きではなかったので，本当は「面倒くさい」のではなく，走ることに自信がないがゆえにリレー遊びに気持ちが向くまでに時間が必要であったのだろう。耳で聞いて理解することが苦手な子どもであれば，保育者の話を聞いてもわからなかった不安を，「面倒くさい」と表現することも考えられる。子どもたちは言語発達の途上にあり，自分の感情やメタ認知（理解の程度など自分の認知の状態を把握すること）を的確に表す言葉をまだ獲得していない場合も多々あり得るのである。

　また，発達領域によってアンバランスがあり，知的な能力は高いが聴覚的な情報処理に困難を抱える子どもの場合，5歳児くらいになると，自尊心が傷つくことを避けるために，「わからない」「教えて」と言えず，「面倒くさい」「やりたくない」と言うこともある。聴覚的理解が苦手な子どもの中には，周りの様子を見て理解したり，友だちのサポートをさりげなく受けて解決していたりする場合もある。

　保育者は，子どもが使う言葉から認知発達の様相を理解するだけでなく，子どもの言葉の奥にある感情や，発せられていない心の中の言葉をも受け止めようとする視点をもつことが必要なのである。

(3) 言葉を育む援助

　幼稚園教育要領解説における「言葉」についての内容「(2) したり，見たり，聞いたり，感じたり，考えたりなどしたことを自分なりに言葉で表現する」の解説に，「幼児は，生活の中で心を動かされるような体験をしたときに，それを親しい人に言葉で伝えたくなる」とあるように，言葉を育む最も重要な環境は体験であり，ここで言う体験とは，主として直接体験を意味している。直に心動く体験をしたときに，それを表す言葉に出会い，その子どもの中に取り込まれていく。たとえ間接的な経験から機械的な記憶として言葉を覚えたとしても，それは他者とのコミュニケーションや自らの思考のために使いこなせる言

葉にはなりえない。内田（2012）は，幼児期に語彙が豊かだった子どもは小学1年次の国語の成績が高いことを示しているが，それと同時に，文字や計算など小学校準備教育を一斉指導する一斉保育型よりも自由遊びの時間が長い自由保育型の幼稚園・保育所の子どもの語彙力が豊かであったことを明らかにしている[2]。この差は，「心を動かされるような体験」がもたらす意義を表しているのではないだろうか。

　また，子どもの言葉を育む上で，絵本が重要な役割を果たすことは言うまでもないであろう。雨越ら（2020）は，読み聞かせで同一絵本を反復使用することや絵本内の言葉の記憶を促すことで，5歳児の語彙力やワーキングメモリ（頭の中で一時的に情報を蓄えて処理する働き）が向上したことを明らかにしている[3]。しかし，子どもが保育の場で絵本に親しむ意義とは，単に新しい言葉を獲得することにとどまるものではない。読み聞かせなどによって，友だちや保育者と言葉の楽しさを味わい，絵本から広がるイメージを共有できる環境が，新しく出会った言葉を使い，考え，相手の言葉を聞く力を育てていく。

　読み聞かせをする際，子どもには静かに聞くよう求めることが多いが，足立（2013）はそのような「静聴型読み聞かせ」に対して，海外では読み聞かせの前・中・後に読み手と聞き手または聞き手同士の交流を行う「交流型読み聞かせ」がよく行われていることを紹介している[4]。山元（2016）は，この「交流型読み聞かせ」を5歳児クラスで『100かいだてのいえ』（いわいとしお：2008，偕成社）を用いて行い，思い思いに発せられる子どもの個々の言葉を関わらせ，協同的な楽しいやり取りにしていくには，保育者の働きかけの言葉が欠かせないとしている[5]。

　また山元（2016）はその実践の目標として，言葉で他者と関わることの楽しさと共に他者への信頼感を育むことを掲げている[5]。このように，言語発達を考える際には社会性との発達連関を視野に入れておくことも重要である。言葉の獲得によって子ども同士の関わりが増えたり，他者との関わりが言語発達を促したりすることがあるからである。

　そして幼稚園・保育所・認定こども園で降園前にその日の出来事や経験を共有する「振り返り」の時間について片山ら（2020）は，「幼児期の終わりまでに育ってほしい姿」の「言葉による伝え合い」が育つときであり，その場に必

要な会話スキルや，思考力や表現力，今後の見通しや目的を見出す力は，「育みたい資質・能力」の「『学びに向かう力』として，小学校での生活や学習につながる姿と見なせるであろう」としている6)。保育の中で日常的に繰り返される活動一つ一つが，子どもの言葉を育む機会なのである。

　一方，保育者は子ども一人ひとりの育ちに応じた援助をしていかなければならない。篠原ら（2018）は，言語発達に遅れがみられる「気になる子ども」に対してスクリプト（台本）を用いたごっこ遊びによる支援を5か月間にわたって行い，20か月分の語彙年齢の上昇がみられたことを報告している7)。また，近年増えている外国につながりがある子どもの保育について，保育者の関心は日本語でのコミュニケーションに向けられがちであるが，林（2021）は，子どもたちの母語支援も同様に重視し支援する必要性を指摘しており，子どもの言葉を育む保育者の役割の広がりが示されている8)。

　さらに大切な保育者の姿勢は，「聞き上手」であることである。未熟ながらも子どもなりに伝えようとすることをゆったりと受け止めてくみ取り，適切な言葉に置き換えて返す，この応答的なやり取りが子どもの言葉を発する力，そして聞く力をも育てていく。

3. 象徴機能の発達と幼児期の文字の読み書き

(1) 象徴機能と言葉

　積み木を口に入れる，打ち鳴らすなどの感覚運動的な遊びをしていた子どもが1歳半頃になると，顔に当ててひげをそる真似をしたり，床の上で前後に動かして車に見立てて遊んだりするようになる。このような遊びの変化は象徴機能の発達を表している。車を表す積み木を**能記**（意味するもの），実物の車を**所記**（意味されるもの）と呼び，積み木と車を結びつけているのが，車のイメージすなわち表象であり，表象によって所記を能記で表すことを**象徴機能**という。

　象徴機能の発達は言語発達においても大変重要である。言葉そのものが実物を表す記号，能記であるからだ。"ブーブー"も"車"も"car"も，車のマーク🚗と同じく，実物の車を表す記号なのである。子どもは見たもの，ふれたもの，前節で示した「心動く体験」を表す記号として，言葉を獲得していく。

(2) 幼児期における文字の読み書き

　実物の車を表す“車”という言葉と同様に，「車」あるいは「くるま」という文字もまた記号である。子どもは生活の中で文字に関心をもち，読んだり書いたりすることを楽しんでいく。太田ら（2018）によれば，年長児の約7割がひらがな71文字のほぼすべてを読むことができ，書きについては60〜69文字を書ける子どもが最も多く，約30％であった。また，文字によっても読み書きのしやすさは異なり，「し」は読みやすいが「ぢ」は読みにくい，文字として形を整えにくい「ゆ」や「せ」は読めるが書けない子どもが多かった[9]。さらに樋口ら（2019）は，字の複雑さは読みには影響しないが書きには影響すること，絵本によく出てくる文字は読んだり書いたりしやすいことを示している[10]。また，無藤ら（1992）は，3，4歳児が自分やクラスの友だちの名前およびかな文字の読みを習得する過程を調べ，①個々の文字は読めても自分の名前が読めない，②名前の文字をすべては読めなくても自分の名前は読める，③自分の名前を姓から続けて読むが友だちの名前についてはそうしない子どもは，自分の名前をひとまとまりの記号として見なしていると思われる，という3つの個人差のタイプを明らかにした[11]。

　一方，小学校に入学してから読み書きを覚える子どもも，1年生の9月になると読み書きが早かった子どもに追いついていく（内田，1989）[12]。

(3) 文字の読み書きと音韻意識

　深川（2021）は，「就学前の文字獲得のチェックポイント」として，「全体的な発達のバランスはどうか」「発達にアンバランスはないか」「文字習得の準備（描画やリズム運動）が子どもの中に育っているか」「絵本や文字に関心を持っているか」「文字習得の「土台」（特に音韻意識）はどうか」の5点を挙げている[13]。ここでは，文字習得の「土台」と呼ばれている音韻意識に注目する。音韻意識とは，「りんご」という単語が3つの音からできていること，その順番がわかり，最初の音と最後の音が何かわかること，真ん中の音を取ると後に何の音が残るかがわかることなどであり，乳幼児期からの大人との言葉のやり取りや言葉遊びによって育つ（深川，2017）[14]。音韻意識が育つ言葉遊びには，しりとりや同じ音で始まる言葉を集める頭文字集め，「猛獣狩りに行こうよ」

などの歌遊び，しばしば階段で行われるじゃんけん遊びなどがあるが，「『り・ん・ご』のように，3文字の言葉を集めましょう」というときに，「すべりだい」など他の文字数の言葉を答える子どもは，音韻意識が未熟であると考えられる。

　ひらがな一文字が読めても単語読みがスムーズにできない場合も，音韻意識の発達が関係している可能性がある。「く」「し」「た」「つ」，それぞれの文字が読めても「くつした」という単語を「く／つ／し／た」の4つの文字に分解してそれに音を当てはめることは，読みの入り口にいる子どもには決して容易ではないのである。また深川（2022）は，年長時の音韻意識と小学校1年生7月・12月の書字成績の関係を縦断的に検討し，言葉の文字数を把握する力が弱い年長児は，小学1年の12月においても「でんしゃ」「しょうがっこう」など拗音や促音などを含む言葉の書字が困難であることを明らかにしている[15]。

　乳児期から継続して応答的な関わりをもち，幼児期においては様々な言葉遊びを通して，楽しみながら音韻意識を育てていきたいものである。

エピソード6-2

　5歳児クラス1月，好きな遊びの時間に，数人の子どもが廃材の段ボールを卵の形に切って，表に模様を描き裏に答えを書いて，3つのヒントをもとに答えを当てる「卵クイズ」を始めた。これをクラスで紹介したことがきっかけとなり，翌月の発表会の劇の一場面で，2人1組になって「卵クイズ」を表現することになった。

　それから数日後，発表会に向けて，保育者がいくつか挙げた卵クイズの答えの候補を見ながら，子どもたちが答えを何にするか相談していた。

　A児とB児は候補の中にあった“牛乳”を選び，ヒントを考えていた。A児が「最初のヒントは“白い飲み物です”はどう？」と言うと，B児「いいね。じゃあ次のヒントはどうする？」と応えたが，その後はヒントが見つからない様子だった。保育者が「牛乳について知っていることや思ったことでいいんだよ」と伝えると，B児が「じゃあ，“ぼくの家にあります”は？」と提案し，2つ目のヒントが決まった。しかし2人とも3つ目のヒントが思いつかず，黙りこんでしまった。保育者が「違う答えにしてもいいよ」と伝えると，A児とB児は“牛乳”をやめて“信号機”を選び，保育者のアドバイスなしに，自分たちで3つのヒントを考えることができた。

　C児とD児はお互いに「どうする？」「どれにする？」と言い合うばかりでな

かなか決まりそうになかった。保育者は「〇〇はどうかな？」と提案したが，C児もD児も特に反応を示さなかったので，「2人ともが『いいな！』と思うものを決めてね」と伝え，2人から離れた。しばらくしてC児とD児が「決まった！」と保育者のもとへ来た。2人が選んだ答えは"夜"だった。

　保育者が「どんなヒントにするの？」と聞くと，C児が「暗いです」と1つ目のヒントを言った。続けて，D児が「星が綺麗に見えます」と言った。そして3つ目のヒントを，C児とD児が小さな声で相談し始めた。「いいね」「それにしよう」と2人で納得し，「最後に"る"がつきます」と2人で言い，3つ目のヒントが決まった。

 事例演習

　次のエピソード6-2を読んで考えよう。
① 　A児とB児が考えた"牛乳"のヒントから，あなた自身と子どもたちとの"牛乳"に対する概念的理解の差異について考えてみよう。
② 　C児とD児が考えたヒントを，音韻意識の視点から説明しよう。
③ 　発達に応じた「卵クイズ」の展開について，援助を考えよう。どのような言葉を答えにするか，保育者がヒントを出すとすればどのような出し方をするか，様々なバリエーションを考えてみよう。

■引用文献

1) 岡本依子：「言い誤り」（岡本依子・菅野幸恵・塚田-城みちる：エピソードで学ぶ乳幼児の発達心理学　関係のなかでそだつ子どもたち，第6章2），新曜社，2004，pp.184-189

2) 内田伸子：「日本の子育ての格差」（内田伸子・浜野隆編，世界の子育て格差：子どもの貧困は超えられるか，1章），金子書房，2012，pp.1-18

3) 雨越康子・森下正修：集団における新たな絵本の読み聞かせ方法の開発と認知能力の向上：同一絵本の反復使用と記銘語の割り当ての効果について，京都府立大学学術報告（公共政策），12，2020，pp.91-107

4) 足立幸子：交流型読み聞かせ，新潟大学教育学部研究紀要　人文・社会科学編，7，2014，pp.1-13

5）山元悦子：発達モデルに依拠した言語コミュニケーション能力育成のための実践開発と評価，渓水社，2016

6）片山美香・西村（中川）華那：幼稚園における「言葉による伝え合い」の力を育む「振り返り」の時間の意義と課題，岡山大学大学院教育学研究科研究集録175，2020，pp.1-12

7）篠原陽風・小林真：スクリプトのあるごっこ遊びを通した幼児への言語およびコミュニケーションスキルの発達支援，富山大学人間発達科学部紀要，13，2018，pp.247-256

8）林悠子：外国につながる子どもの保育における家庭の連携の課題：子どもの言語発達の視点から，神戸松蔭女子学院大学研究紀要，2，2021，pp.67-81

9）太田静佳・宇野彰・猪俣朋恵：幼稚園年長児におけるひらがな読み書きの習得度，音声言語医学，59，2018，pp.9-15

10）樋口大樹・奥村優子・小林哲生：幼児のひらがな読み・書き習得に及ぼす文字特性の影響，音声言語医学，60，2019，pp.113-120

11）無藤隆・遠藤めぐみ・坂田理恵・武重仁子：幼稚園児のかな文字の読みと自分の名前の読みとの関連，発達心理学研究，3，1992，pp.33-42

12）内田伸子：物語ることから文字作文へ——読み書き能力の発達と文字作文の成立過程，読書科学，33，1989，pp.10-24

13）深川美也子：就学前から1年生のひらがなの土台づくり：「音韻意識」と発達保障：読み書き困難のアセスメントと明日から使える教材・教具・指導法，文理閣，2021

14）深川美也子：幼児の音韻意識の発達とひらがな読み習得の関係，人間社会環境研究，33，2017，pp.59-69

15）深川美也子：幼稚園年長児の音韻意識と小学1年生ひらがな書字成績との関係，LD研究，31，2022，pp.2-16

■参 考 文 献

・岩立志津夫・小椋たみ子編著：シリーズ臨床発達心理学4　言語発達とその支援，ミネルヴァ書房，2002

謝辞

　エピソード6-1と6-2は，安田幼稚園安東園舎の上原沙紀教諭にご提供いただきました。エピソードのほかにも，本稿の執筆にあたり多くの示唆をいただきました。記して，心から感謝申し上げます。

第Ⅱ部 子どもの発達や学びを理解する視点と保育

第7章
数と数量感覚

1. 日常経験を通して促される数量に関する認識

　次に示すエピソード7-1は，いずれも朝の集まり場面における出席確認で，点呼が終わった後の保育者と子どものやりとりである。

エピソード7-1

3歳児クラス

　保育者：「じゃあ，何人来ているかみんなで一緒に数えていこう」

　保育者・子ども：（座っている子どもたちを指さしながら）「い〜ち，に〜ぃ，さ〜ん，…」

　保育者：（数え終わった後）「全員で何人だった？」

　子ども：「○に〜ん！」（何人かの子どもは遅れて「○に〜ん」）

5歳児クラス

　保育者：「今日のお休みは2人だね。じゃあ，今いるのは何人？」

　子ども：座っている子どもを数えだす子ども，指を折って考えている子ども等

　保育者：「みんなで18人だよね。2人少ないからここにいるのは何人？」

　A児：「17人！」

　保育者：「17人だと，18，17だから（17と言うとき，指を折る），1人お休みだ（折った指を見せながら）。じゃあBちゃん」

　B児：（少し迷っている様子で）「16人」

　保育者：「16人。18，17，16だから（指を折りながら），2人お休みだ（折った指を見せながら）。正解！（みんなに）今日いるのは16人だね」

　3歳児クラスのエピソードでは，保育者が主導しながら，出席している子ど

もの数を数えている。また，5歳児クラスのエピソードでは，欠席した子どもの数から出席している子どもの数を求める作業が行われている。ここでは，子どもの答えに対して，保育者は指を折るという動作を行いながら確認を行っている。

　このように，乳幼児期の子どもは，保育所や幼稚園などでの生活や活動，さらには，日常の様々な経験の中で数や量にふれ，それを使用する。本章ではこのようなプロセスの中で促される数量的発達とその援助について述べていく。

2.　数の概念と操作の発達

（1）計数の発達

　私たちは多くの場面で，具体物を数えること（**計数**）によって，対象物の個数やまとまりを数で表す。そして，計数が可能になる前提として「イチ，ニィ，サン…」のように数を順番に言えること（**数唱**）が必要である。数唱に関しては，3歳までに1から10までの数唱が可能になることが示されている。ただし，3歳頃は，1から10までの数唱が可能であっても，1以外の数からの数唱（たとえば，3から10まで順に言うなど）は難しい[1]。1からの数唱の場合，数を一連の流れとして記憶し，そのまま再生するだけでも可能である。子どもたちは当初はこのような形で数唱を行うが，数についての理解を深める中で，途中からでもその数を意識し，そこからの数の順番を想起することが可能になると考えられる。

　さらに，数唱は計数を行う際の前提と考えられるが，数唱ができても必ずしも計数が可能となるわけではない。たとえば3歳前後ではものと対応づけながら数を数えた後に，「いくつあった？」と聞くと，その全体の数を答えずに，数唱を繰り返すことがあることが指摘されている[2]。これに関連して，計数の原理として表7-1に示す5つの原理が指摘されている[3]。

　また，3・4歳頃の子どもの中に，ものを数えることが可能であっても，たくさんのおはじきの中から「○個取って」とお願いされた際に，言われた通りの数を取ることが困難な子どもがいることが指摘されている[4]。このような姿を示す子どもは，「数がものの数やまとまりを表す」ということの理解が十分

表7-1　計数に必要とされる原理

1対1対応の原理	数えるもの1つに対して1つの数が割り当てられている。
安定順序の原理	物を数えるとき，数える数の順番が常に一定である。
基数の原理	ものを数えるとき，最後に唱えた数が全体の数を表している。
順序無関係の原理	どこから・どれから数え始めても正しく数えれば結果は変わらない。
抽象の原理	数える対象が何であっても上の原理を当てはめて数えることができる。

［ゲルマン，R. & 　ガリステル，C.R.：数の発達心理学，田研出版，1989 に基づき作成］

ではないことが考えられる。ものの数やまとまりを表すことができるという数の特徴のことを**数の基数性**という。基数性は数の基本的概念の1つであり，幼児期にその理解を促すことが大切である。

(2) 数の直感的把握

　もの全体の数を把握する際には計数以外の方法も用いられる。たとえば，全体の数自体が少ない場合は，数えなくても一瞬それらを見ただけで数を把握することもできる。このように「いくつあるか見てすぐわかる」ことを**サビタイジング**という。サビタイジングには，数学的な処理を伴わない知覚的サビタイジングと，数の集合を「全体」や集合を構成する「部分」として瞬時に認識する概念的サビタイジングがある[5]。例えば，図7-1のaとbのまとまりを，それぞれ3個や2個と瞬時に把握するのが知覚的サビタイジングである。5歳児で3または4の知覚的サビタイジングが可能であることが示されている。一方，全体のまとまりを，3個のまとまりと2個のまとまりとして瞬時に捉え，5個だと判断するのが概念的サビタイジングである。数の集合を全体や部分として認識するなどの概念的サビタイジングの手続きは，小学校低学年の算数の素地となることが指摘されている[5]。

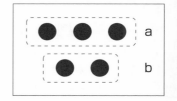

図7-1　サビタイジング

(3) 数 の 比 較

　たとえば玉入れのように，数の多少に基づいて勝敗が決められる遊びも保育所や幼稚園などでは行われる。表7-2に示す通り，10未満の数では，3歳児

表7-2　幼児における多少判断の正答率（%）

	具体物					数			
	3歳	4歳	5歳	6歳		3歳	4歳	5歳	6歳
1vs3	83.3	80.0	100.0	100.0	4vs2	20.0	40.0	90.0	93.3
4vs7	73.3	83.3	100.0	96.7	8vs3	20.0	36.7	86.7	90.0
6vs9	66.7	86.7	100.0	100.0	6vs9	16.7	26.7	70.0	86.7

［大塚玲：幼児の加減算習得にいたる数の理解に関する発達順序性，静岡大学教育学部研究報告 教科教育学篇，31，2000，pp.259-270 に基づき作成］

でも具体物の個数の比較が可能である。一方で，「4は2より多い」といった数に基づく多少判断については，5歳以降可能となる子どもが増加する[4]。具体物による個数の比較は，数に頼らなくても知覚的に行うことが可能である。このような具体物による個数の知覚的な比較の経験，さらには上述した数の基数性の理解に伴って，数に基づく多少判断が可能になると考えられる。

（4）足し算・引き算

　幼児期の子どもは足し算や引き算をどの程度行うことができるのだろうか。「赤いアメが2個，青いアメが3個あります。赤いアメと青いアメを合わせると全部でいくつになりますか」といった質問をし，幼児期の子どもに様々な足し算や引き算を行ってもらった結果を表7-3に示す[4]。

　まず足し算では，5以下同士であれば5・6歳頃までに多くの子どもが可能になる。加えて引き算でも引かれる数が5以下であれば5・6歳頃までに可能になる子どもが多くなる。このように足し算でも引き算でも「5」との関連でその困難さが変わることが考えられる。これは子どもたちが足し算や引き算を行う際に，自身の指を使って行うことが関係していると考えられる。加えて，ある数から別の数まで順に数を唱える際にも，幼児期では5以下から始まり5以下の数で終わる場合の方が，5以下から始まり5以上の数で終わる場合や最初も終わりも5以上である場合よりも容易であることも示されており[6]，幼児期の子どもの数の理解において「5」が節目となっているといえよう。

　さらに表7-3を見ると，8＋2の足し算は3・4歳児には難しく6歳で半数程度の子どもが正しく答えることができた。8＋2のように足して10になる

表7-3　幼児における足し算・引き算の正答率（%）

足し算					引き算				
	3歳	4歳	5歳	6歳		3歳	4歳	5歳	6歳
2 + 2	16.7	33.3	76.7	83.3	3 − 1	13.3	20.0	66.7	73.3
3 + 2	10.0	20.0	73.3	90.0	5 − 3	13.3	26.7	53.3	50.0
2 + 6	0.0	3.3	30.0	36.7	8 − 5	0.0	0.0	20.0	33.3
5 + 4	0.0	0.0	36.7	60.0	10 − 6	0.0	0.0	16.7	33.3
8 + 2	0.0	0.0	16.7	46.7	13 − 4	0.0	0.0	0.0	10.0
10 + 4	0.0	0.0	10.0	43.3					
9 + 3	0.0	0.0	13.3	26.7					

［表7-2と同じ文献に基づき作成］

数のことをそれぞれの **10 に対する補数**という（「8」の 10 に対する補数が「2」，「2」の 10 に対する補数が「8」）。そして，小学校 1 年生の算数において多くの子どもたちが繰り上がりのある足し算や繰り下がりのある引き算で困難さに直面する背景として，10 に対する補数の理解が十分ではないことが指摘されている[7]。保育所や幼稚園などにおいて，小学校への接続を意識して，たとえば，お店屋さんごっこなどをする際に，10 円硬貨や 1 円硬貨の玩具を用意し，1 円硬貨が 10 枚で 10 円硬貨と同じ値段になることを確認したり，お釣りのやり取りを楽しめるよう促したりする関わりを行うことで，10 という数のまとまりと補数を子どもたちが意識できるように促していけるとよいだろう。

3. 数字の理解と使用

　子どもは小さいころから時計やカレンダーなど多くの数字にふれて生活をしている。3 歳頃の子どもにおいて数字を読む姿がみられるが，それは必ずしも数の理解が伴うものではないことが指摘されている。さらに，4・5 歳頃に読める数字の数が急速に増え，5 歳頃に多くの子どもが 2 桁の数字も読めるようになる。一方，数字の書きについては，3 歳児では「1」以外の数字を書くことは困難であるが，5 歳児では多くが「0」から「11」までの数字を書けるようになる[8]。

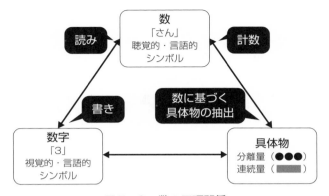

図7-2　数の三項関係

[古池若葉：数表記・数詞・具体物の三項関係に関する論考，京都女子
大学発達教育学部紀要，12，2016，pp.99-106 を基に作成]

　さらに，図7-2は「具体物」と「数」と「数字」の結びつきを示す**数の三項関係**である。この3つの項の結びつきは，それまでに習得した「具体物」と「数」の結びつき，さらには「数」と「数字」の結びつきに基づいて，「具体物」と「数字」が結びつく（たとえば，物の数を数字で表現できたり，示された数字の数だけ物を取るなど）ことによって獲得されることが示されている[9]。幼児期においては子どもたちが数字にふれ，数字を使用する機会を提供しながら，この数の3項関係の成立を促すことが大切である。

　なお，図7-2の具体物の中には人の人数やアメの数など個数として表すことのできるものと，物の長さや大きさ，時間などそれ自体数えることができないものが含まれる。前者の量のことを**分離量**，後者の量の**連続量**という。幼児期においては，これまで述べた計数や数の比較，さらには長さ比べや大きさ比べなど量を比べる活動を通して，子どもが分離量や連続量といった質の異なる量に出会い，それを扱う経験を促していくことも重要である[10]。

4.　図形感覚の高まり

　乳幼児期の子どもは，日常の生活や遊びを通して図形に関する感覚も身につけていく。たとえば，1歳後半の子どもが，同じ形の積み木を集めて積む，積

み木を箱にきちんと収めようとする，角柱の面積の広い面を下にして積む，色の異なる積み木を交互に積むなど配色を楽しむ，といった姿がみられることが指摘されている[11]。子どもは 2 歳前半で，丸や三角などが描かれた図版の上に，描かれた図形と同じ色や大きさの図形を置くことができるなど，形の弁別が可能となる[12]。そして，2 歳後半になると，形に「マル」や「シカク」など名称をつけ始める。ただし，この頃は三角形に対しても「シカク」と言うなど，必ずしも各図形が明確に区別されているわけではない[13]。さらに，3 歳から 4 歳にかけて，丸や三角形の図形，さらには「マル」や「サンカク」という言葉からその形が当てはまる多くの事物を連想できるようになることが指摘されている[14]。また 4 歳後半の多くの子どもにおいて，2 つの直角三角形を組み合わせて見本と同じ長方形を作るといった形の合成が可能となる[12]。

　加えて，図形を見て描く図形の模写については，3 歳で丸の模写が可能となり，正方形については 4 歳後半，斜めの線を描く必要のある三角形については 5 歳後半で多くの子どもが可能となる[12]。

5. インフォーマル算数とその援助

　本章の冒頭で述べたように，乳幼児期の子どもは，日常の様々な経験の中で数量に関する認識やその操作など数量的能力を発達させる。保育所や幼稚園などでも，表 7 - 4 に示すように様々な活動の中に数量に関する活動が埋め込まれており，これらの活動を通して子どもの数量的能力の発達が促される[15]。こ

表 7 - 4　保育所や幼稚園などで行われる数的活動

設定活動	歌	・数え歌など数的な要素が含まれる歌を歌う。 ・歌を歌いながら，数や大きさや形について身体表現をする。
	製作	・材料の配布の際に数や大きさや形を確認する。
	運動器械体操	・準備体操の屈伸などに合わせて数のかけ声をかけたり，子ども自身が言うことを促す。
日課活動	出欠の確認	・出席数や欠席数を確認する。
	集合	・子どもたちの集合を促すためにカウントダウンをする。

［榊原知美：幼児の数的発達に対する幼稚園教師の支援と役割─保育活動の自然観察にもとづく検討─，発達心理学研究，17（1），2016，pp.50-61 を基に作成］

のように，乳幼児が日常経験を通して獲得する数量に関する知識のことを，就学後系統的に学んでいく算数の知識と区別して，**インフォーマル算数**の知識という。インフォーマル算数の知識は分離量，連続量，平面・立体図形，空間，時間などの観念と操作に関する広範囲な知識を含む。さらにこれらの知識が就学後の算数学習の重要な基礎力となることが指摘されている[2]。

　保育においては，子どもの日々の活動や遊びを数量に関する活動という視点からも捉え，個々の子どもがその活動にどのように取り組んでいるのかを理解することが大切である。また，数量に関する気づきや認識を促す声がけや環境構成の中で子どもの数量に関する認識をより広がりのあるものへと促していくことが大切であろう。つまり，日常的な活動や遊びの中で子どもの数量に対する興味・関心や認識を促すと同時に，発達しつつある数量的認識を活用できるような多様な状況を意図的につくっていくことが大切であると考えられる。

　たとえば，環境構成の工夫として，階段の1段1段に数字のシールを1から順番に貼り，階段を上がるときには1から順番に数を数え，下りるときには逆の順番で数えていくとった工夫ができる。また，縄跳びを行う際にあらかじめ何回跳ぶかの目標を子どもに話してもらい，目標まで跳べなかった場合は目標の回数と実際に跳べた回数を確認した上で後何回足りなかったのかについてともに考え，目標まで跳べた場合には次の目標は何回か，それは今の目標より何回多いのかを確認するなどの関わりができるだろう。加えて，クラスでの活動でも意図的に数量に関する活動を埋め込んでいけるとよい。たとえば，クラスで育てた野菜を収穫する際に，野菜の絵カードをその日収穫した数だけ子どもが見える場所に貼っていき（収穫するたびに野菜の絵カードが増えていく），その数と全体でいくつ収穫したかをクラス全体で確認できるようにするなどの活動ができるだろう。また，クリスマス会でサンタクロースからの贈り物をクラスの子どもで分けるという活動の中で，子どもたちが分離量や連続量に出会い，それらを扱うことを促した実践も報告されている[10]。この実践では3歳児クラスでは子どもと同じ数のお菓子を1人1つずつ分ける（分離量：1対1分配），4歳児クラスでは多くのお菓子を複数の子どもたちで分ける（分離量：1対多分配），5歳児クラスでは大きなバームクーヘンを切り分ける（連続量の分配）という活動が行われている。このように，幼児期では子どもが主体的に取り組

める様々な遊びや活動の中で，発達に応じて様々な量や数に出会い，物事を数量的に捉えることの便利さや楽しさを他の子どもとともに実感できるよう促していくことが大切であると考えられる。

エピソード7−2

「今からこの前やった，猛獣狩りをみんなでやりたいと思います」と言って保育者が猛獣狩りを始める。保育者が「ルールを覚えているかな？」と子どもたちに確認すると，A児が「『いぬ』って言われたら，2人集まって座る…」と答える。その答えに対し保育者は，「そうだよね。（指を折りながら）『い，ぬ』だから2人だよね。じゃあ，『ライオン』って言われたら？」と再び尋ねる。A児は小声で「ラ，イ，オ，ン」と言いながら一生懸命数を確認している。B児は「ラ，イ，オ，ン」と言いながら指を親指からくすり指まで4本折り，その指をじっと見つめている。保育者に「いくつだった？」と尋ねられたB児は数や人数を答えるのではなく，もう一度保育者の前で「ラ，イ，オ，ン」と言いながら指を折って保育者に見せる。保育者は「そうだね，4人だね」とB児に声をかける。一方，C児は周りを見て無造作に指を折っている。

（猛獣：アライグマ）

子どもたちは「ア，ラ，イ，グ，マ」と音の数を確認してからグループになる。A児は「5人！」と言いながら近くにいる子ども3人と早々に集まり，集まった人数を数えた後，「あと1人！」と言う。そして，近くでボーっと立っていたC児を引っ張って仲間に加え，うれしそうに5人で座る。一方，B児を含めまだ5人組になれない子どもがおり，保育者が「ア，ラ，イ，グ，マ。5人だよ」とその子どもたちに伝える。B児は「5人」と言いながら近くにいた他児とかたまり，4人しか集まっていないにもかかわらず，その場に座ってニコニコしている。

 事例演習

① エピソード7−2は，子どもたちが「猛獣狩り」を行っている4歳児クラスの事例である。このエピソードに登場する個々の子どもの姿から，それぞれの子どもの数的能力の育ちについて考えよう。

② 数量的な能力を活用することによって楽しめるルール遊びを1つ挙げ，その遊びの中でどのような数量的能力が活用されるか考えよう。

■引用文献

1) 丸山良平：幼稚園に就園する 3 年間で幼児が習得する数唱と数詞系列の実態，上越教育大学研究紀要，22(1)，2002，pp.119-131

2) 丸山良平・無藤隆：幼児のインフォーマル算数について，発達心理学研究，8(2)，1997，pp.98-110

3) ゲルマン，R. & ガリステル，C. R.（小林芳郎・中島実訳）：数の発達心理学，田研出版，1988

4) 大塚玲：幼児の加減算習得にいたる数の理解に関する発達順序性，静岡大学教育学部研究報告 教科教育学篇，31，2000，pp.259-270

5) 中橋葵・岡部恭幸：幼児期の豊かな数感覚につながる経験と保育者の援助を考える―5 歳児の概念的サビタイジングの実態分析を通して―，保育学研究，57(1)，2019，pp.6-16

6) 栗山和広・吉田甫：幼児の数表象の構造―数唱分析からの検討，心理学研究，59(5)，1988，pp.287-294

7) 宇野友美・佐藤慎二：小学 1 年生における計算学習の現状と課題―1 年生の算数指導に関わった経験のある教員への質問紙調査と 1 年生への調査を通して―，植草学園短期大学研究紀要，14，2013，pp.69-77

8) 古池若葉：幼児における数字の読みと書きの発達，京都女子大学発達教育学部紀要，9，2013，pp.89-94

9) 古池若葉：数表記・数詞・具体物の三項関係に関する論考，京都女子大学発達教育学部紀要，12，2016，pp.99-106

10) 富田昌平・田中伸明・松本昭彦・杉澤久美子・河内純：サンタクロースからの贈り物に見られる幼児の分配行動，三重大学教育学部研究紀要，71，2020，pp.493-502

11) 伊藤智里・高橋敏之：一幼児の積み木遊びに見られる多様な発達的特徴，美術教育学：美術科教育学会誌，32，2011，pp.41-53

12) 新版 K 式発達検査研究会：新版 K 式発達検査法 2001 年版―標準化資料と実施法―，ナカニシヤ出版，2008

13) 田中昌人：子どもの発達と診断 3 幼児期 I，大月書店，1984，p.152

14) 西洋子・川村真寿美：幼児の身体表現活動の発達―図形のイメージと表現―，舞踊學，1988（11 Appendix），1988，pp.26-28

15) 榊原知美：幼児の数的発達に対する幼稚園教師の支援と役割―保育活動の自然観察にもとづく検討―，発達心理学研究，17(1)，2006，pp.50-61

第8章
個性の育ち

　「個性」とは，その人に備わったその人特有の性質のことをいい，生まれて間もない新生児であっても「個性」が存在する。比較的よく寝る赤ちゃんもいれば，なかなか寝つかない赤ちゃんもいる。泣きの強さ，表情の変化などにも個人差がある。幼児期になれば，「穏やかな性格」や「神経質なタイプ」といった表現がなされることもあるだろう。本章では，このような「個性」をどのように捉え，保育実践においてどのように「個性」を育んでいくのか概説する。

1. 自己の発達

(1) 気質と性格
1) 気 質 と は

　新生児や乳児であっても一人ひとり「個性」があり，様々な側面で個人差がみられる。こうした乳幼児の行動上の個人差を「**気質**（temperament）」という概念で考えるようになった。気質を捉える視点として，どれほど活発に活動するかという「活動性」，泣きや笑いの強さや泣きやすいかどうかなどの「情緒性」がよく取り上げられる。つまり，生まれて間もない頃からみられるその子なりの「行動特徴」や「情動的特徴」である。これらは，生得的な基盤をもつ個人の特徴であり，時間が経過してもある程度の一貫性をもつと考えられているが，養育者などの「重要な他者」との関係や，家庭や地域などの「社会環境」との相互作用によって影響を受け，気質は変容していく[1]。

　乳児を対象とした気質測定の場合，内省報告を用いることはできないので，観察や質問紙を用いて養育者などによる行動評定を行うことが多い。トマスとチェス（Thomas, A. & Chess, S.）は，生後2，3か月の乳児の親に面接調査を実施し，その内容から気質の側面として9つの次元を示した（表8-1）[2,3]。

表 8-1　トマス＆チェスによる乳児の気質分類

9 次元	内　容
①活動水準	活動している時間とじっとしている時間の割合
②周期性	空腹や排泄，睡眠や起きている時間の規則性
③散漫度	どの程度の外的刺激で，今している行動をやめたり変化したりするか
④接近・逃避	新しい状況や刺激（おもちゃなど）への反応
⑤順応性	環境の変化に対する適応（④の場合に慣れやすいかどうか）
⑥注意の範囲と持続性	一つの行動を継続する時間の長さ
⑦反応の強さ	泣く・笑うなど反応の激しさ（内容や質は無関係）
⑧反応の閾値	反応を引き起こす刺激の強さ
⑨気分の質	友好的・快・喜びなどを示す行動や気分の表出と悲しみ・不機嫌さを示す行動や気分の表出

［鈴木乙史：性格の適応的変化（詫摩武俊ほか：性格心理学への招待），サイエンス社，1990，pp.205-232，三宅和夫：子どもの個性，東京大学出版会，1990，pp.25-80 を基に作成］

　さらに，この 9 次元の組み合わせによって，特徴的な気質をもつ 3 つのグループに分類した。「扱いやすい子どもたち（easy children）」「何をするにも時間がかかる子どもたち（slow-to warm-up children）」「気難しい子どもたち（difficult children）」の 3 つである。例えば，赤ちゃんの目覚める時間や空腹のタイミングなど生活のリズムがある程度一定で（②周期性），外出するなどの環境の変化があっても順応が早い（⑤順応性）と養育者は育てやすく感じるであろう（「扱いやすい子どもたち」）。「何をするにも時間がかかる子どもたち」の特徴は，生活リズムが定まらず，新しい環境に慣れるのに時間がかかったり，おもちゃなどの新しい刺激への反応が拒否的だったりする。「気難しい子どもたち」は，泣きが激しく，入浴や食事を泣いて嫌がったり，寝たり起きたりする時間（生理的なリズム）が不規則であったりする。トマスとチェスの研究では，「扱いやすい子どもたち」は約 40 %，「何をするにも時間がかかる子どもたち」は約 15 %，「気難しい子どもたち」は約 10 % という結果で，35 % の子どもたちはいずれのタイプにも当てはまらなかった。つまり，子どもの姿は多様

であり，簡単に分類できるものではないということであり，保育者は，そういっ
た子ども一人ひとりの特性を受け止め，その特性に合った保育をする必要があ
るといえるであろう。

2）気質の安定性

　生まれて間もない新生児期の気質と，その後の気質や性格との連続性につい
て，どのように考えればよいだろうか。これは「気質の安定性」の問題として
捉えられてきた。ケーガン（Kagan, J.）の縦断調査では，3 歳から学童期・青
年期まで一貫してみられた行動特徴として，「引っ込み思案」があった。つまり，
3 歳の時点で「引っ込み思案」だった子どもは，青年期には「人と関わるのが
苦手で依存的であり従順な性格」という結果であった[4]。また，小椋の調査では，
「接近*1」「周期の規則性*2」「持続性*3」は，乳児期と幼児期である程度一貫
した気質であることが見出されている[5]。しかし，すべてのカテゴリーで一貫
性がみられたわけではなく，気質的特徴の中には変化するものと変化しにくい
ものがある。また，気質はその後の家族関係や家庭環境，教育，社会的影響な
どを受けて変化していく。中でも，養育者の影響は少なくない。例えば，気質
調査は養育者への聞き取りで行われている。母親からみた子どもの姿であり，
「気難しい子」であっても，母親の性格や育児環境によって扱い難い子どもと
は認知されず，適切な養育関係が形成されることもある。反対に，母親が神経
質であったり，家庭内の不安定さを抱えていたりする状況では，母親と子ども
との接触時間や子どもに目を向ける回数が減るなど，育児への影響が考えられ
る。

3）幼児期の性格特性

　乳児は生まれたときから養育者や家庭などの環境の変化に対して受動的に反
応する特性を備え，乳児期後半には能動的な自己制御機能がこの「反応性」を
調整し始める。つまり，生まれながらの個人差である「気質」は，生活や環境

---

*1　例：「慣れない場所に初めて行ったときでも機嫌がよい」「知らない人にあったときには様子を
　　うかがったりする」など。
*2　例：「決まった時刻に眠くなる」「おやつをほしがる時刻が，日によってまちまちで，1 時間以上
　　もずれる」など。
*3　例「お気に入りのおもちゃなら，10 分以上，続けて遊んでいる」「新しくできるようになったこ
　　とは，何分間でもやり続ける」など。カテゴリー名は，乳児版は「持続性」，幼児版は「自己管理」
　　である。

表8-2　ビッグファイブの性格特性

1. 外向性 （Extraversion）	「積極的に人と付き合うほうである」「元気がよいと人に言われる」
2. 協調性 （Agreeableness）	調和性ともいわれる。「人の立場になって考える」「みんなで決めたことは，できるだけ協力する」
3. 勤勉性 （Conscientiousness）	誠実性，信頼性ともいわれる。「仕事や勉強に精力的に取り組む」「目標をもって適切なやり方で取り組む」
4. 情緒安定性 （Neuroticism）	神経質傾向ともいわれる。「気持ちが動揺しやすい」「どうでもいいことを気に病む傾向がある」
5. 知性 （Openness）	開放性，遊戯性ともいわれる。「ひろく物事を知っている」「洗練された考え方をする」

[村上宣寛・村上千恵子：主要5因子性格検査の尺度構成，性格心理学研究，6-1，1997，pp.29-39をもとに作成]

からの影響を受け変化をしつつ，パーソナリティ（性格）を形成していく。

　性格を捉える代表的なものとして，「ビッグファイブモデル」がある。個人のパーソナリティ傾向を捉える上で，一般的かつ典型的なパーソナリティ特性として，多くの研究で取り上げられている。代表的な検査として，コスタとマックレー（Costa, P.T. & MacCrae, R.R.）によって作成された **NEO-PI-R**（Reverses NEO Personality Inventory）や村上ら（1997）による**主要5因子性格検査**などがある[6]。表8-2は，その5つの次元と質問項目の一部であるが，幼児期は性格の形成過程であり，このビッグファイブに示されるような性格が完成されるわけではない。

（2）自 己 制 御

1）自我の芽生え

　生後2～3か月までは「自分」という意識（自分自身についての気づきや認識）がまだ形成されていない状態で，「他者」もはっきりと区別されず，自他が融合した未分化な状態である。生後4か月頃には自分の手をじっと見つめるハンドリガードが観察される。乳児にとって手は自分の一部として認識されていないのかもしれないが，手を動かすという運動，動かしている感覚，目から入る視覚情報などを結びつけて自分の身体に対する意識をつくり上げていく。

　このように「自分」という感覚をまだもっていない乳児に，周囲の大人は名前を呼びかけ，意図を読み取りながら関わる。例えば，乳児が不快を訴えて泣けば，「○○ちゃん，どうしたの？　おなかが空いたかな」と語りかけながら，やさしく抱き上げ，体をゆすりながらあやす。乳児の様子をしっかりと観察し，その訴えが空腹であれば，授乳の準備をする。乳児は，近づいてくる大人を視界に捉え，声を聞きながら，体の外からの刺激を感じつつ，空腹が満たされ不快が取り除かれるという自分の内部で起こる感覚を体験する。このような経験を通して，次第に「自分以外（対象）」を認知し始める。「対象」を経験することで，「対象」に対比される「自己」の経験が育っていくのである。

　「自分」という感覚が芽生えた子どもは，自分の意志や欲求を周囲に強く訴えるようになる。いわゆる自己主張で，「〜してほしい」という要求や「イヤダ」という拒否などの自己主張的行動が活性化する。「ジブン（自我）」が芽生え始めると，他者とは違う意思や感情があることを自覚し，自分でできることも増えるにつれて，自分の気持ちを言葉や態度で表現したり，自分でしたい気持ちが強くなったりしていく。意欲をもって対象に取り組む思いが育まれていく一方で，「ジブンデスル」と言いながらも，まだうまくできないことも多く，思い通りにならないと癇癪（かんしゃく）を起こしたり，泣き出したりもする。保育者にそういった思いを受け止めてもらいながら，自発的・能動的に対象に関わる力を育成していく時期である。

　「ジブンデスル」という自己主張が常に適切であるとは限らない。たとえば，乳児が一人でコップからお茶を飲むことを強く望んだ場合，コップをしっかりともつことができるかどうかといった手の操作性の問題，適切に口元にコップを運ぶことができるかといった目と手の協応などの発達課題がある。保育者は，子どもの自分でしたいという意欲を尊重しつつも，子どもの要求通りにすることはできないため，子どもへの禁止や干渉をすることになり，子どもはそれに抵抗する。このような葛藤の中で，他者の存在と自分の存在をしっかりと意識していくようになるのである。

2）自己主張と自己抑制

　自分の意見や欲求を明確にもち相手に伝えることを「**自己主張**」といい，不快だったり苦痛だったりすることを我慢することを「**自己抑制**」という。この

両方の側面を合わせた機能を「**自己制御**」という。集団生活では，他児と物や場所の取り合いなど自己主張がぶつかり合い，怒りや悔しさといった複雑な感情を経験することもあるだろう。そういった自分の体験を積み重ねることによって，相手も自分も互いに違う主張や感情をもった存在であることに気づき，自分の感情や行動を調整していく。園生活でのルール（規範）を自分の中に取り込めている子どもは，我慢をしたり遊びに集中したりして気持ちを調整する。内在化された規範に基づいて，適切な行動をとることができるのである。

　柏木（1988）は，3歳1か月から6歳11か月の子どもを対象に，担任教師による観察・評定を基に子どもの「自己制御機能」について横断研究を実施した[7]。その結果，「自己主張」「自己抑制」とも年齢に伴い上昇（発達）していくが，自己主張の側面は3歳から4歳11か月にかけて急速に伸びた後は停滞を示す。自己抑制の側面では停滞はみられず上昇（発達）の一途をたどっている。男女の比較では，女児の方が一貫して優位に高い傾向が得られた。

（3）子どもの行動の理解と保育者の援助

　子どもの情動特徴や，興味・関心を抱くもの，それらに対する行動特徴などは，一人ひとり異なる。保育者は，そういった子どもの行動や心の動きの違いに気づき，より能動性が発揮できるような環境を用意することが必要である。そのためにも子どもの特性を捉えることが重要となるが，漠然と子どもの様子をみるのではなく，視点をもって子どもの様子や活動を観察すると「個人差」や「違い」を捉えやすくなる。たとえば「トマス＆チェスによる乳児の気質分類」では，①活動水準の視点では「活発か／穏やかか」，②周期性の視点では「生活リズムは規則正しいか／不安定か」といった違いをみることができる。もちろん，「AかBか」と単純に二分されるものではないし，その日やそのときによって子どもの様子も変化する。一人の子どもであっても「違い」は生じるのは当然である。乳幼児期の子どもは個人差が大きく，同じ月齢であっても発達過程は異なっている。一人ひとりの「違い」をふまえて保育を行う必要があり，子どもたちの育ちを見守る「眼」を養うことが，保育者として求められている。

　この時期の子どもたちは，自分でやりたいという能動性をもって生活する一方，養育者や保育者にまだ甘えていたいという気持ちも残っている。困ったと

きには助けてもらえる，自分の存在は認められている，受け入れられているという安心感を基に，様々な活動に取り組み，好奇心や探求心を満足させていく。保育者はそういった「自立」と「依存」の両方に目を向けて関わる必要がある。

　他児との関わりの中で，葛藤やつまずきも経験するが，子ども同士がお互いの思いを主張すると同時に，譲り合ったり妥協したりする体験を通して，ルール（規範）の重要性や自己抑制の力を身につけていく。安心して自己主張し十分に受け入れてもらえる体験がなければ，他者理解は困難である。保育者は子どもの行動を見守り，子どもが安心して自己表現できる環境を用意することが必要である。そして何より，子どもの心の動きを理解する保育者の存在が極めて重要になる。

2. 心 の 発 達

（1）人と関わる基礎

1）基本的信頼感

　乳児は，空腹や排泄の気持ち悪さなどの「不快」を泣いたりむずかったりして訴えると，それらは養育者によって取り除かれ「快」が与えられる。そういった日々の育児の繰り返しの中で「満たされる感覚」を体験し，乳児は満足感と安心感を得ることができ，自分が生きている世界に対する安心感や信頼感が乳児の中に生まれてくる。この感覚を，アメリカの心理学者エリクソン（Erikson, E.H.）は「基本的信頼感」と定義した。基本的信頼感は養育者との関係を通して獲得された，周囲の世界に対する態度であると考えられる。そして，それは他者に対する信頼感であり，自分に対しては「大切にされる存在である」「愛される存在である」という自己感覚を与えることになる。

2）愛　　　着

　養育者との安定した関係が構築され，乳児は常に養育者と一緒にいることを望むようになり，養育者が離れると不安を示すようになる。あるいは，不安や恐怖を感じると養育者のもとに戻ってきたりしがみついたりして，不安や恐怖に対処しようとする。不安や恐怖を感じたときに，特定の対象と接近することで安全であるという感覚を確保しようするという心理的な行動をイギリスの精

神分析家ボウルビィ（Bowlby, J.）は「**愛着（アタッチメント）**」と定義した。元々
の意味は「アタッチ（attach）」，つまり「くっつく」という意味であり，「不安」
や「恐れ」といったネガティブな感情を経験したときに，特定の人にくっつき
たいと強く求めることを意味している。乳児が養育者との間に形成される強い
情緒的な結びつきのこととされている。ボウルビィの理論は，乳児の接近行動
は生得的な行動を前提としている。特定の対象（養育者）と多くの相互交渉を
経験することで，養育者への志向性を強め，アタッチメントが形成されるとい
う考えである。

　保育においても「愛着」は形成される。保育者が子ども一人ひとりの特性を
理解し，その心の動きに沿いながら関わっていくことで，子どもたちは保育者
に対する信頼感をもち，その場に対しても安心感をもつことができる。そういっ
た信頼感や安心感を基にして，周囲の事物に主体的に関わろうとする。保育者
との愛着形成が，子どもの活動の大きな支えとなるのである。

(2) 葛藤体験

　先に述べたように，保育者との間にしっかりとした絆（愛着）が形成されて
いると，子どもは安心して自己主張することができる。一方で，すべての欲求
が受け入れられるわけではなく，自分のしたいことを阻止されたり，ほしいも
のが手に入らなかったりするなど思い通りにいかないこともあり，反抗したり
癇癪を起こすといった攻撃性を発揮する。幼稚園や保育所などの集団生活の中
では，物や場所の取り合いや一緒に遊ぶ・遊ばないといった自己主張に伴う「他
児とのトラブル」は日常茶飯事のことであり，その経験を通して，他者と関わ
る力を形成していく（第9章参照）。

　思っているようにできないといった「自分の中での葛藤」も体験する。幼稚
園教育要領や保育所保育指針等が示す，幼児期の終わりまでに育ってほしい
10の姿の1つに「自立心*4」がある。子どもが主体的に環境に関わりながら，
自分の力でやろうとする意志や最後まで頑張ろうという気持ちをもち，やり遂

---

*4　身近な環境に主体的に関わり様々な活動を楽しむ中で，しなければならないことを自覚し，自
　　分の力で行うために考えたり，工夫したりしながら，諦めずにやり遂げることで達成感を味わい，
　　自信をもって行動するようになる（幼稚園教育要領より）。

げた満足感を味わい，自己肯定感を育んでいくプロセスである。その過程にお
いては，失敗や挫折も味わうであろう。うまくいかなくて癇癪を起こしたり，
感情があふれ出して泣いてしまったりすることも多々ある。そういった子ども
の気持ちに，保育者は寄り添いながら「自分でやり遂げる」という力を育てて
いくことが必要となる。

エピソード8−1

　A女児（4歳児クラス）を含めて，4人の女児が砂場で遊んでいる。砂を高く
積み上げる「お山作り」をしていたが，遊びが展開して，「大きな山を作る遊び」
から「山を崩す遊び」に変わっていった。ある程度の高さになったら，じゃんけ
んをして，勝った子どもが崩すというルールのようだ。山を高くするのも楽しい
ようで，砂を掘り起こすのに夢中になっている子どももいる。

　A女児が「そろそろ，いいんじゃない？」と声をかける。B女児，C女児は手
を止めるが，D女児は聞こえなかったのか一生懸命に掘っている。「Dちゃん‼」
というA女児の強い声にD女児は気づいて手を止めた。「じゃ〜ん，け〜んで，
ほい」というかけ声でじゃんけんは始まって，A女児とD女児が負けてしまった。
すると，A女児は「いまの，ちょっとおかしかったから，もう一回」と言って，
再び，じゃんけんをしようとした。B女児は少し表情を崩したが，強い拒否は示
さなかった。C女児とD女児は，先ほどのじゃんけんの結果を把握できていなかっ
たようで，次の「じゃんけん」を待っている感じになっている。「じゃ〜ん，け〜
んで…」というA女児のかけ声とその声に合わせて他の2人が声を出し始めると，
B女児もじゃんけんをする態勢に入った。次のじゃんけんでは，A女児とC女児
が勝った。A女児は声をあげて大喜びして，C女児とじゃんけんをする姿勢になっ
たとき，D女児はB女児とじゃんけんをしようとした。誘われたB女児。最初
は戸惑っている様子だったが，「じゃ〜ん，け〜んで…」というD女児の声に反
応して，楽しそうに2人でじゃんけん始めると，A女児は「違うでしょ‼」と言っ
て2人のじゃんけんを止めた。B女児とD女児はじゃんけんを止めて，A女児と
C女児の「決勝戦」のじゃんけんを見守ることになった。A女児が勝って大喜び
して，山を崩した。「じゃあ，もう一回」とA女児が声をかけて，再び，4人で「お
山作り」が始まった。

事例演習

① エピソード8-1から，それぞれの子どもは，どんな子だと思うか。自分なりに考えてみよう。発達の違い，その時々の気持ちやつぶやいていそうな言葉など，いろいろな視点から子どもたちを描いてみよう。
② あなたが「実習生」としてエピソード8-1のような場面に遭遇したら，どのような関わりをするか（しないか），なぜそのような関わりをするのか「理由」を併せて考えてみよう。

■引用文献

1) 菅原ますみ：気質（東洋・繁多進・田島信元ほか編：発達心理学ハンドブック），福村出版，2002，pp.723-742
2) 鈴木乙史：性格の適応的変化（詫摩武俊・瀧本孝雄・鈴木乙史・松井豊：性格心理学への招待），サイエンス社，1990，pp.205-232
3) 三宅和夫：子どもの個性，東京大学出版会，1990，pp.25-80
4) 水野里恵：母子相互作用・子どもの社会化過程における乳幼児の気質，風間書房，2002
5) 小椋たみ子：乳幼児期の気質の一貫性と性差，帝塚山大学現代生活学部紀要 第11号，2015，pp.65-74
6) 村上宣寛・村上千恵子：主要5因子性格検査の尺度構成，性格心理学研究，6(1)，1997，pp.29-39
7) 柏木惠子：幼児期における「自己」の発達，東京大学出版会，1988

第9章
仲間関係とクラス集団の育ち

1. 仲間関係の育ち

（1）3歳未満児の仲間関係
1）生活と遊びの場面での仲間関係

　比較的年齢の近い他人を仲間という。ここでは，集団生活を共にする他児を仲間あるいは友だちと呼び，その関係の育ちをみていく。

　仲間に関心を寄せ合う関係は0歳前半からみられ，その後，物の取り合いや同じことをして共感し合う関係，相補的な行動での遊びもみられ始める[1]。

　1歳代では，友だちと同じ行動をして楽しさを共感し合う関係がよくみられるが，1歳半頃に自我が芽生える（行動の主体としての自分を意識し始める）と，「自分も」という意識で同じ行動をしている様子がうかがわれるようになる。「○○ちゃん！」と自分の名前を言って，自分もしたいという要求を伝えてくることもある。

　2歳代では，友だちを意識することで，「自分も」の気持ちがいっそう大きくなる。また，友だちとシャツの模様が同じであることや，生活や遊びを一緒にすることがうれしくなる。ごっこ遊びも楽しくなるが，エピソード9-1にみられるように，子ども同士がイメージを共有し合うためには，保育者の援助（イメージを支える環境設定や言葉がけ）が重要となる。絵本の読み聞かせを含めた共通の体験を土台としながら，保育者も一緒に遊びを楽しむ経験を重ねることで，子ども同士でもごっこ遊びを楽しめるようになっていく。

　エピソード9-1は，2歳児クラスの子どもたちが友だちと一緒に活動する場面に注目し，仲間との関わりでの子どもの発達と保育について考察した事例の一部を要約して引用したものである。

> **エピソード9 - 1[2)]**
> 　Aちゃんといっしょに遊んでいたCくんが、「ココ、エキダヨ」「モーデンシャ
> キチャウ」などどAちゃんに話しかける（駅で電車を待つというイメージをもっ
> てAちゃんを遊びに誘う）。しかし、うまく伝わらないようで、共通のイメージ
> をもって遊びを展開するまでにはいたらない。
> 　次の日、保育者が、バスや電車に乗って動物園に出かけるという遊びをいっしょ
> にすると、Cくんはもちろんのこと、Aちゃんや他の子どもたちもほんとうに楽
> しそうに遊ぶ。

2) トラブル場面での仲間関係

　自我の芽生えは、仲間との楽しさの共感をもたらすだけではない。「自分の」
という所有意識や領域の意識の発達によって、トラブルが生まれることもある。
自分の持ち物や使っている物を相手が取ろうとすれば、取られまいと抵抗する
だけでなく、同じく行動の主体である相手への「攻撃」もみられるようになる。
　玩具をめぐるトラブルでは、保育者は双方の要求を受け止め、実現するよう
に支えるだけでなく、子ども同士のつながりをつくる機会とする。たとえば、
同じ種類の玩具を複数用意し、それぞれが同時に使えるようにすることで、同
じ遊びを楽しむ子ども同士の共感につなげることができる。玩具の数が限られ
ており、「使い終わったら貸す－使い終わるのを待って借りる」関係を仲立ち
する場合にも、相手の使いたい気持ちがわかって貸してあげたことや待ってい
たら貸してもらえたうれしさに共感することで、仲間関係を育むことができる。

(2) 3歳以上児の仲間関係

1) 生活と遊びの場面での仲間関係

　3歳児クラスでは、子どもたちが群れて遊ぶ姿がみられる。近くで同じよう
な遊びをしているだけの場合もあるが、共通の体験をもとに、言葉でやりとり
しながらイメージを共有してごっこ遊びを楽しむようにもなる。
　4歳児クラスでは、同じグループや同じクラスという仲間意識をもって、一
緒に活動する姿がみられるようになる。特定の子ども同士が生活や遊びを共に
しようとする「なかよし」もできてくる。子どもたちだけでやりとりしながら

役割を決め，状況を設定してごっこ遊びを展開するようになり，保育者が遊び方を伝え，参加することで，ルールのある遊びを大人数で楽しむこともできるようになる。

　5歳児クラスになると，子どもたちだけでも仲間を集めて，ルールのある遊びを展開できるようになる。集団対集団のルール遊びでは，集団内で目的を共有し，作戦を立てたり，助け合ったりしながら協同できるようになる。こうした協同的活動は，日常の遊び場面だけでなく，発表会などの行事への取り組みにおいてもみられる。

エピソード9-2[3)]

　散歩先をどこにするかの話し合いで，行きたい所が2つに分かれました。だいぶ時間がたっているので，保育者は近い所を提案しましたが，賛成したのは二人だけです。遠くの公園に行きたいという子どもが，圧倒的に多かったのです。ところが，近くがいいという子どもが，「トオクニイクト，スコシシカアソベナイカライヤダ」と言うと，子どもたちの意見が変わりはじめました。あっというまに，近い方に賛成する子どもの方が多くなっていました。公園には明日行くことにしようと保育者がいうと，「アシタイクナラガマンスル」という子どもも出てきて，近い方へ行くことになりました。

　エピソード9-2は，これからの活動についての，5歳児クラスでの話し合いの事例である。散歩の行先を決めるのに，子どもたちは，保育者の提案だけでなく，仲間の意見を聞くことで自分の意見を調整し，合意を形成することができている。

　このように，5歳児クラスの子どもたちは，自分たちの生活や遊びについて話し合い，自分たちで決めることで，見通しと意欲をもって活動に向かうことができる。保育者は，子どもたちと話し合いながら生活をつくっていくことで，子どもたちを自分たちの生活の主体として育んでいくことができる。

2) トラブル場面での仲間関係

　エピソード9-3は，3歳児クラスでのトラブルの事例である。ここにみられるように，3歳児クラスの子どもたちは，明確な意図と「根拠」をもって，自分の言葉で自己主張ができるようになる。

エピソード9-3[4]

　Gちゃんとｌくんがいっしょにままごとをして遊んでいたときのことです。おもちゃの食器をｌくんが手にすると、Gちゃんが「カシテ、ツカッテタンダカラ」といいます。しかし、ｌくんは、「ミンナノナンダカラ、チョットクライ、カシテクレタッテイイデショ」といって渡しません。「フタリトモケンカハヤメテ」とやってきたＫちゃんも見守るしかないほど、二人はそれぞれの主張をぶつけ合っていました。ところが、ｌくんがそれをレンジのおもちゃのなかに入れようとすると、Gちゃんが、怒った調子にはかわりないのですが、「しょうがないわね」というように、「アッタメタラ、チャントサマシテオイテネ」といったのです。すると、ｌくんはレンジからとりだした食器を「ハイ、アッタマッタ」といって、Gちゃんに渡しました。

　一方、相手の要求を受け止めて自分の要求を調整することが難しく、トラブル場面では折り合いがつかないこともある。しかし、子どもたちは、保育者や友だちに自分の思いを聞いてもらうことで落ち着き、解決に向かうことがある。保育者は、まず、双方の子どもの話を聞き、思いを受け止めて、解決策を探ることになる。

　4歳児クラスでは、いつも生活や遊びを共にしている「なかよし」の子どもたちの間でのトラブルもみられる。けんかができるほどに自分を出し合える関係は、一緒にいて安心できる関係でもある。激しいけんかの後で、何事もなかったかのように遊んでいたりする。ただし、いつも一緒にいるからといって、安心できる関係とは限らない。トラブルはなくても、子ども同士が対等の関係を結べているか、周りの子どもたちにも開かれた関係になっているかに留意する必要がある。

　5歳児クラスでは、周りの子どもたちがトラブルに関与し、解決が図られるようになる。エピソード9-4は、5歳児クラスでのトラブルの一場面である。

エピソード9-4[5]

　ＦくんとＧくんがけんかを始めました。子どもたちが止めに入りましたが、二人はなおも続けようとします。そのときＡちゃんが、Ｆくんを抑えている三人に手を離すようにいいました。けんかをするかどうか、手を離して見てみようとい

うのです。自由になったFくんは，怒りをあらわにしながらも，手を出すことはしませんでした。

　さっきまで，大声で「ヤメナサイ！」といわれても，からだを押さえられても，相手に向かおうとしていたのに，そうしなかったのはAちゃんのことばが耳に入ったからだと思います。友だちの見守るなかで自分の行動を考えた結果でしょう。

　FくんとGくんのけんかを止めているのは，トラブルは力ずくではなく，話し合いで解決するものと認識しているためと推測される。仲間の間でトラブルが起きたとき，子どもたちは，当事者同士のやりとりを見守ったり，介入したり，保育者に介入を求めたりしながら，その解決を支えている。保育者が介入する場合にも，周りの子どもたちに聞きながら経緯を把握したり，一緒に考えてもらったりすることで，当事者同士も納得できる解決に至ることがある。

2. クラス集団の育ち

（1）安心して遊び，生活できるクラスとは

　クラス運営においては，どの子も安心して遊び，生活できるクラスづくりが求められる。その中で，子どもたち一人ひとりが育ち，育ち合っていく。

　子どもたちがクラスで安心して過ごすためには，第1に，拠り所となる保育者の存在が重要である。自分を受け入れ，わかろうとしてくれるだけでなく，共に生活する仲間をも受け入れ，わかろうとする保育者，安定した生活と楽しい遊びを共にする保育者に子どもたちは安心感を覚える。

　第2に，クラスに楽しい遊びがあることが安心感につながる。①どの子も自分の好きな遊びが見つけられているか，②共通の関心をもつ仲間と遊びを楽しむことができているか，③みんなで1つの遊びを楽しむ経験ができているか，④いつ，誰とでも始められ，参加できる定番の遊びがクラスにあるかを視点とした遊びの振り返りと環境づくりが求められる。

　クラスが安心できる場になるための第3の条件として，拠り所となる仲間の存在が挙げられる。「なかよし」だけでなく，その時々の遊びに応じて楽し

を共有できる仲間や，なんとなく気が合って場や行動を共にする相手などである。生活グループやいつもの遊び仲間など，一定の小集団が拠り所になる場合もある。

　第4に，クラスの仲間関係のありようが挙げられる。クラスで安心して過ごすことができるのは，そこにあたたかな仲間関係があるからである。あたたかな関心を寄せ合い，認め合う関係，理解し合い，受け入れ合う関係，教え合い，支え合う関係である。さらには，一人ひとりの違いを認め合える関係や，話し合い協同できる関係が重要である。これらの点については，次節で事例を基にさらに考えていく。

(2) クラスの仲間関係のありよう

1) 一人ひとりの違いを認め合える関係

　一人ひとりの違いとは，それぞれの個性だけではない。何かが「できる・できない」だけでもない。ものの感じ方や気持ちのありよう，話し合っている事柄についての意見など，無数にある。様々な違いをもつ子どもたちが共に過ごす場であるからこそ，クラス運営においては，違いを認め合える仲間関係を築くことが大事になる。

　エピソード9-5は，クラスのみんなで目的を共有し活動する場面で，みんなと同じ行動をとることができなかった4歳児クラスの子どもの事例である。

エピソード9-5[6)]

　その日は朝から豚汁の材料にするにんじんとだいこんを切ることになっていました。エプロンと三角巾をつけ，机や椅子を出して準備をする子どもたちの動きの素早さに，これからの活動への期待を感じます。みんなが席についたところで作業の手順や注意点などを確認してとりかかりましたが，Cくんだけはまったく手を出そうとしません。自分の作業が一区切りしたところで，Cくんがにんじんを切っていないことに気づいた子どもが，そのことを保育者にいってきました。

　保育者が話を聞くと，Cくんには理由があってその日は包丁を使いたくないということでした。保育者はまわりの子どもたちにも事情を話し，Cくんには包丁を使わない作業をすることを提案しました。Cくんは結局，椅子をかたづけることだけをしたということですが，同じ行動をしなくてもみんなの活動を見ながら

豚汁づくりに参加しているという意識があったので，いっしょにかたづけをしたのでしょう。

　この事例を記した杉山は，Cくんの心情や仲間関係について，さらに次のように述べている[7]。

　少なくとも保育者に話を聞いてもらうまで，みんなと同じことをしないでいることは，Cくんにとって平気なことではなかったようです。また，まわりの子どもたちにとっても，どうしたのかと気になります。この場面では，したくないということを保育者にわかってもらうだけでなく，みんなのなかで受けとめられることによって，安心してその場にいることができたのではないかと思います。みんなで何をする場面かがわかり，自分もそのなかの一人であることがわかるからこそ，したくないことやできないことがあることをお互いに認め合えるような関係であることが大切だと思います。

　エピソード9-5は，子どもたちにとって楽しく，要求にあった活動であっても，一律の行動を求められるとつらくなる場合があることを示唆している。みんなで同じことをすることで楽しさや一体感が増すこともあるが，様々な事情から同じことができない場合もある。どの子も安心してみんなでの活動を楽しむことができるためには，それぞれの心情や参加の仕方を認め合える仲間関係であることが重要と考えられる。

2) 話し合い，支え合う関係

　エピソード9-6は，桑島による5歳児クラスのリーダー活動の取り組み（日替わりのリーダーを推薦で選ぶ）の報告の一部である。自信がなさそうなN君がどうしたらリーダーができるかをみんなで考え合っている。そうした中で，N君はみんなに手伝ってもらえばできそうと思え，実際，仲間が支えてくれてリーダー活動ができている。桑島は「クラスの中には積極的に発言したりリーダーシップをとったりする子だけではない。様々な子がいる中でどの子も，仲間に支えられながらリーダーをすることができたと感じた」[8]と述べている。

エピソード9-6[9]

　ある日のリーダー決めの時。S君が「Nクンガイイトオモウ、ボクガコロンダトキ、センセイニオシエニイッテクレタ」とN君を推薦した。S君とN君は普段からも仲良しだった。しかし、N君はとても内気な男の子。その日のリーダーがN君でいいかみんなに確認すると女の子から「Nクン、キンチョウシテ、イエナインジャナイ？」と心配する。N君に聞くと「…ウン。ゴハンノトキノ "イタダキマス" トカ…」と言う。他の子は「リーダーサンカワッテヤル」と言う子もいたが、どうすればN君がリーダーの仕事ができるか考えることにした。みんなに手伝ってもらったらできそう？と聞くとN君「ウン」。作業中、N君がみんなを呼ぶ声が小さく、聞こえてないことに気づいた仲良しのS君が「オーイ！Nクンガアツマッテッテ、イッテルヨ」と大きな声でみんなを呼んでいた。また、給食の号令かけが言えないでいたN君にD君、R君が気づきN君と一緒に号令をかけてくれた。

　仲間たちが、N君が助けを必要としていることに気づき、行動できたのは、リーダー選びの話し合いを通して、N君にとっての「問題」と「解決策」を共有できていたからではないだろうか。さらにいえば、N君がリーダーの役割を果たせるようにすることが、クラスのみんなの目標になっていたからであると考えられる。

　このように、一人の「問題」をみんなで考え合って解決する経験や、一人の要求をみんなで受け止めて協同して実現する経験を通して、子どもたちは自分たちにはできるという自信や仲間へ信頼を深めていくと考えられる。クラス全体やグループ単位で話し合う機会を保育計画の中に位置づけたり、臨機応変に設定したりする意味がここにある。

事例演習

　エピソード 9 - 3（3 歳児クラスでのトラブル）では，G ちゃんと I くんがそれぞれの主張をぶつけ合っている。一人ひとりが自分の言葉で自己主張できるようになることの意味を，その後の発達（相手の主張や状況を受け止めて自己を調整するようになる）との関連で考えてみよう。また，G ちゃんが，食器をレンジに入れようとする I くんの行動をなぜ受け入れたのか等，トラブルが終結に向かう過程での 2 人の気持ちの変化を考察してみよう。

■引用文献

1）杉山弘子：仲間関係の発達（本郷一夫・飯島典子編著：シードブック保育の心理学），建帛社，2019，pp.90-101

2）杉山弘子：いっしょに活動することで育つもの，ちいさいなかま，356，1997，pp.70-74

3）杉山弘子：なかまとの生活の展開と考える力，ちいさいなかま，361，1998，pp.68-72

4）杉山弘子：一人ひとりが自分の主張をするなかで，ちいさいなかま，358，1997，pp.72-76

5）前掲書 3）

6）杉山弘子：集団での活動への一人ひとりのかかわり，ちいさいなかま，360，1998，pp.70-74

7）前掲書 6）

8）桑島千穂：人との関わりで成長した A くんとクラスの仲間たち　その 2，みやぎの保育，11，2013，pp.56-60

9）前掲書 8）

■参考文献

・杉山弘子：子どもの仲間関係とクラス集団を育てる保育（本郷一夫編著：シードブック障害児保育〔第 3 版〕），建帛社，2015，pp.89-105

第10章
特別な配慮を必要とする子どもの理解と援助

1. 保育の場における「気になる」子ども

　保育の場において特別な配慮を必要とする子どもの中には，肢体不自由など の身体障害や知的障害，自閉症スペクトラム障害などの発達障害のある子ども などがいる。このような障害の診断を受けている子どもの理解と援助について は「障害児保育」において学ぶことから，ここでは，何らかの障害の診断を受 けていないものの，様々な点において特別な配慮を必要とする，いわゆる「気 になる」子どもに焦点を当て，「気になる」子どもを理解するための方法や支 援の枠組みについて概説する。しかしながら，これらの内容は「気になる」子 どもだけでなく，特別な配慮を必要とする子ども全般の理解と援助につながる ものであるといえる。

(1)「気になる」子どもとは

　保育の場において，保育者はどのような子どもを「気になる」と感じるのだ ろうか。保育者に対する質問紙調査を実施した研究によると，保育者が「気に なる」と感じる子どもの姿としては，「発達上の問題」（他の子どもと同じこと ができない，理解力がない），「コミュニケーション」（視線が合わない，コミュ ニケーションが成立しない），「落ち着きがない」，「乱暴」，「情緒面での問題」（感 情のコントロールができない，情緒不安定で怒りやすい）などが多く挙げられ ている[1]。また，「気になる」子どもの発達的特徴として，集団活動や子ども 同士の関係，感情の発達の遅れが顕著であることも報告されている[2]。

　保育者はこのような「気になる」子どもの姿について，何らかの問題意識を

もっていると考えられる。つまり，「集団活動に参加できるようになってほしい」「他児とのトラブルを減らしたい」など，「気になる」子どもについて改善したい状況があるということである。

(2)「気になる」子どもの改善したい状況が生じる要因

それでは，このような「気になる」子どもの改善したい状況は何によって生じているのだろうか。次の A 児を例に考えてみよう。

エピソード 10 - 1

4 歳児クラスの A 児は，他児と一緒に遊びたい気持ちがあるため，自分から他児を遊びに誘ったり，「まぜて」と言って他児の遊びに参加したりする姿がみられる。しかしながら，他児と一緒に遊び始めても，A 児が自分の思い通りに遊びを進めようとするため，他児とトラブルになってしまい，遊びが継続しないことが多い。そのため，最近では遊び相手がなかなか見つからず，保育者や自分の言うことを聞いてくれそうな年下の子どもを遊びに誘ったりする姿がよくみられている。

そこで，保育者が自由遊び場面での A 児の様子を注意深く観察してみると，1つの遊びでじっくりと遊び込むことはほとんどなく，遊びを転々としていることに気づいた。そして，A 児は次々と遊びを変えながらフラフラと歩き回る中で，目に入った遊びに飛びつくように加わっている様子だった。また，A 児は他児とイメージを共有して遊ぶことが難しい様子で，他児から「やめて」「○○しないで」と度々非難されていたり，A 児が遊びに加わると，もともと遊んでいた他児が 1 人，2 人と遊びをやめてしまったりして，A 児は遊びを楽しむことができない様子だった。

この「他児とのトラブルが多い」という A 児の状況は何によって生じているのかを考えると，まずは「自分の思い通りに遊びを進めたい」という A 児自身のもつ欲求や，「他児とイメージを共有することが難しい」という A 児の特性によって生じていると考えられる。このように「気になる」子どもの改善したい状況は，子どもの発達状態（例：知的発達の遅れ，記憶範囲の狭さ）や特性（例：刺激に対する反応のしやすさ，対人関係のとりにくさ），興味・関心，欲求・要求（例：注目要求，物や事態への要求）などの子ども自身の特徴によっ

て生じている可能性が考えられる。

　しかしながら，「気になる」子どもの改善したい状況は，子ども自身の特徴によってのみ生じるわけではない。保護者・家庭の状況（例：生活リズムの不安定さ，保護者が抱える様々な問題）やクラス集団や他児の状態（例：クラス集団の落ち着きのなさ，否定的な関係にある特定の他児の存在），園の物的環境（例：保育室内の刺激の多さ），保育体制（例：一人担任で個別対応が難しい，保育者間の連携が不十分）など，子どもを取り巻く環境の中に，「気になる」子どもの改善したい状況が生じる要因があることも決して少なくない。

　エピソード10-1のA児の場合も，「他児とのトラブルが多い」という状況が生じているのは，「A児の興味・関心に合った遊びやおもちゃが用意されていない」という保育環境や「A児が遊び込めるような援助が十分になされていない」という保育者の関わりにもその理由があると考えられる。また，他児がA児を非難したり，A児に対して拒否的な反応を示したりするなど，他児からA児に対する否定的な関わりがみられ，「A児に対して否定的な思いをもつ他児がいる」という他児の状態もまた，「他児とのトラブルが多い」というA児の状況をつくり出していると考えられる（図10-1）。

　これまで述べてきたように，「気になる」子どもの改善したい状況は，子ど

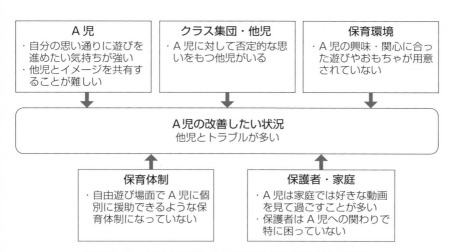

図10-1　A児の改善したい状況を生み出す様々な理由

も自身の特徴だけでなく，子どもを取り巻く環境や環境との関係性によっても生じている可能性がある。また，そのような状況を生み出す要因も1つではなく，多くの場合，複数の要因が複雑に絡み合いながら，現在の状況をつくり出していると考えられる。したがって，子どもと子どもを取り巻く環境における多様な要因を想定した上で，子どもを理解することが重要である。

2.「気になる」子どもを理解する方法

　「気になる」子どもの中には，医療機関や相談機関等を受診して発達検査や知能検査を受ける子どももいる（第2章参照）。しかしながら，これらの検査は非日常場面において実施されるものであるため，検査を通して明らかになった子ども自身がもつ能力を日常場面でも適切に発揮できるとは限らない。したがって，日常場面での子どもの問題を理解し，支援の方向性を考えるためには，日常場面の中で子どもを理解するということが非常に重要である。ここでは，日常場面において「気になる」子どもを理解する方法として「チェックリスト」「行動観察」という2つの方法について紹介する。

（1）チェックリスト

　保育者が子どものどのような行動について「気になる」と感じているのかを整理するための方法として，**「気になる」子どもの行動チェックリスト**（D-4様式）[3]がある。このチェックリストは，60項目の気になる行動特徴について，保育者が「気になる」と感じる程度を5段階でチェックするようになっている。これらのチェックの結果を集計することで，保育者が①どのような場面や状況で気になるのか（保育者との関係，他児との関係，集団場面，生活・遊び場面，その他），②どのような問題で気になるのか（対人的トラブル，落ち着きのなさ，順応性の低さ，ルール違反，衝動性）を，数値化して把握することができる。

　一方，日常場面における子どもの姿から発達状態を把握するための方法としては，**社会性発達チェックリスト**（改訂版）[4]が活用できる。このチェックリストは，〈集団活動〉〈子ども同士の関係〉〈言語〉〈認識〉〈感情〉という5つの領域から構成され（各領域10項目），1〜5歳まで年齢ごとに項目が配置さ

れているため, 子どもの大まかな発達状態を領域ごとに把握することができる。

(2) 行動観察

　行動観察では, クラス集団の状態や保育室内の物的環境, 他児や保育者との関わりなど, 「気になる」子どもを取り巻く環境の中で, 子どもの行動を理解することができる。「気になる」子どもの場合, 場面や状況によって異なる行動を示すことも多い。たとえば, 前述の A 児のように自由遊び場面においてうまく遊びを見つけられなかったり, 他児とトラブルになって楽しく遊ぶことができなかったりすることが多い子どもであっても, クラスでの設定活動の中で行われるルール遊びでは他児と一緒に遊びを楽しむことができることもある。そのため, 「気になる」子どもを複数の場面や状況の中で観察することによって, どのような場面や状況において「気になる」行動が生じやすいのかを把握することができる。また, 「気になる」行動があまりみられなかったり, 集団に参加しやすかったりする場面や状況についても把握することができるため, 支援を考える糸口にもなりやすい。

　たとえば, 「気になる」子どもの行動観察では, 「自由遊び場面」「朝のお集まり場面」「ルール遊び場面」という 3 つの場面において子どもの様子を観察する。

　「自由遊び場面」では, 「気になる」子どもが自ら遊びや遊び相手を自由に選択することから, 「気になる」子どもの好きな遊びや他児, 保育者や他児との関わりの様子について把握することができる。朝の自由遊びの時間帯は, 異年齢で一緒に過ごしていることも多いため, 「気になる」子どもが異年齢の他児と関わる様子がみられることもある。

　「朝のお集まり場面」では, 「気になる」子どもが在籍するクラスにおいて, 「気になる」子どもが朝のお集まりに参加する様子を観察する。朝のお集まりの内容はクラスによって様々であるが, 朝の挨拶や出席の確認, 日付・天気などの確認, 当番活動, その後の活動についての説明などが行われる。そのため, 子どもたちが「落ち着いて保育者の話を聞く」「日付や曜日を知る」「保育者や他児の質問に対して自分の考えを話す」などの経験をする場でもある。「気になる」子どもが集中して参加できる時間の長さや, 保育者の話を理解する力など「気

になる」子ども自身についてだけでなく，クラス集団や他児の状態，保育室内の環境，保育者の保育の進め方など「気になる」子どもの行動に影響を及ぼすと考えられる環境についても把握することができる。

　「ルール遊び場面」では，「気になる」子どものルールの理解の程度や遊びを通した他児との関わりの様子を把握することができる。ルール遊びは，どの年齢の子どもでも進め方や工夫次第で参加が可能な活動である。また，勝敗の有無や役割分担（例：オニ役，コ役）の有無など，様々な設定で楽しむことができる。「気になる」子どもやクラス集団の特徴に応じてルールを設定することで，「気になる」子どもと他児が一緒に遊びを楽しむことが可能であることから，「気になる」子どもに対する支援方法の１つとして取り入れることもできる。

　ここでは，「気になる」子どもを理解する方法としてチェックリストと行動観察という２つの方法について示したが，どちらかの方法を単独で用いればよいというわけではない。例えば，A 児のように他児とのトラブルが多いという状況について，チェックリストを記入することによって整理できたとしても，どのようなきっかけで，誰との間でトラブルになりやすいのか，どのような保育者の関わりがあるとトラブルになりにくいのかなどについては把握することができない。このように，日常場面における行動観察から得られる情報と，チェックリストから得られる情報はそれぞれ完全なものではない。だからこそ，複数の方法から得られる情報を統合して解釈することを通して，子どもについて理解を深めることが重要である。

　また，「気になる」子どもの場合，何かしらの改善したい状況があるため，子どものできていないことや否定的な行動などネガティブな側面に焦点を当てて理解しがちになってしまう。しかしながら，子どものポジティブな側面についても意識して理解することによって，保育者の子どもに対する見方が変わったり，子どもの得意なことを取り入れながら支援方法を考えることが可能になったりする。したがって，子どもがすでにできていることや得意なこと，興味・関心のあること，子どものよさなど子どものポジティブな側面について積極的に把握することも重要である。

　さらに，現在の「気になる」子どもの改善したい状況は最近急に生じたもの

なのか，もっと以前から生じているものなのかを把握することは，「気になる」子どもの改善したい状況が生じる要因を推測したり，支援方法を検討したりする際に重要な手がかりになり得る。したがって，これまでの発達の経過や行動，環境など子どもの「過去」に関する情報を得ておくことが必要となる。また，「過去」「現在」の子どもの状況から「未来」の状況を予測することによって，長期的な見通しをもちながら必要な支援について考えることが可能になる。したがって，「過去」「現在」「未来」という時間軸を意識しながら「気になる」子どもを理解するという視点も重要となる。

3. 「気になる」子どもの支援

（1）個と環境への同時的・継続的な支援

　「気になる」子どもの改善したい状況を生み出している要因がある程度整理できたら，支援計画を立案し，支援を行っていくことになる。支援計画の立案にあたっては，まず，「気になる」子どものどのような育ちを目指すのかを支援目標として設定する。支援目標には，1年または数年先を見通した「中・長期的目標」と，それを達成するために数か月または半年ぐらいの間に取り組んでいく「短期的目標」を設定する。次に，当面の目標である「短期的目標」を達成するために，日々の保育の中で取り組む具体的な支援内容を考える。その際，①「気になる」子どもへの支援，②クラス集団への支援，③物的環境の調整，④保護者への支援，⑤保育体制の整備という支援の5つの柱を念頭に置きながら，5つの支援を同時的に行うことが重要であり，このような個と環境への同時的・継続的な支援が「気になる」子どもの行動の変化につながる[3]。

（2）関係機関との連携

　特別な配慮を必要とする子どもに対して，子ども自身や保護者の希望をふまえながら，長期的な視点に立って一貫性のある支援が可能な体制を早い段階から作り上げていくこと，そのために「**個別の教育支援計画**」を就学前から積極的に作成・活用していくことの重要性が指摘されている[5]。特別な配慮を必要とする子どもに対して，一貫性のある支援を行っていくためには，保護者との

連携はもちろんのこと，保健所や医療機関，地域の児童発達支援センター・児童発達支援事業所などの関係機関との連携も不可欠である。

　個別の教育支援計画の作成にあたっては，まず，特別な配慮を必要とする子どもの実態をふまえた上で，支援目標を設定する。そして，支援目標の達成に向けて，家庭やそれぞれの関係機関が「いつ」「どのような」支援を行うのかを明確にしながら支援内容を決定する。さらに，この個別の教育支援計画における保育施設での支援に基づいて，日々の保育場面における具体的な支援目標と内容に関する計画である「**個別の指導計画**」を作成することになる。

　個別の教育支援計画は子どもの就学支援においても役立てることができる。子どもの教育的ニーズと必要な支援について保護者の理解を促し，子どもと保護者の希望を尊重しながら，子どもにとって適切な就学先を決定するための手がかりになる。また，個別の教育支援計画を小学校に引き継ぐことによって，子どもの小学校への円滑な移行を支援することができる。

4.　インクルーシブ保育

　インクルージョン（inclusion）とは「包括」「包含」などの意味をもつ言葉であり，障害の有無にかかわらずすべての人を社会の中で包む込んでいこうとする考え方である。保育所保育指針においても「障害のある子どもの保育については，一人一人の子どもの発達過程や障害の状態を把握し，適切な環境の下で，障害のある子どもが他の子どもとの生活を通して共に成長できるよう，指導計画の中に位置付けること」とされており，障害のある子どもと障害のない子どもが共に過ごす経験は，障害の有無等によって分け隔てられることなく，相互に人格と個性を尊重し合いながら共生する社会の基盤になるとされている[6]。したがってインクルーシブ保育では，同質性ではなく多様性を前提としながら，個々の子どもを尊重することが求められているといえる。

　それでは，障害児や「気になる」子どもを含めた特別な配慮を必要とする子どもとクラスの子どもが共に成長していくことができるようにするためには，どのように保育を進めていけばよいのだろうか。特別な配慮を必要とする子どもの保育においては，クラスの子どもと活動の場を共有したり，その場に近接

したりしている状態をつくることを優先しようとするあまり，結果として，特別な配慮を必要とする子どもがクラスの子どもと同じ活動に参加することを強制させられたり，クラスの子どもから否定的な評価をされたりすることが生じてしまう可能性もある。特別な配慮を必要とする子どもが集団から離れて異なる空間で過ごしたり，別の活動に取り組んでいたりしていたとしても，特別な配慮を必要とする子どもとクラスの子どもが互いに関心をもちながら，肯定的な影響を及ぼすことができるように保育を展開していくことが保育者には求められるだろう。

　また，特別な配慮を必要とする子どもが集団の中で，その子らしく快適に生活していくことができるようにするためには，特別な配慮を必要とする子ども自身の発達を促していくだけでなく，他児の発達を促していくことが非常に重要である。たとえば，互いの違いに気づきながらも，その違いを受け入れ，様々な個性をもった子どもが周りにいて，一緒に生活することが普通だと感じられる感性を身につけることが重要であると考えられる[7]。したがって，子どもたちにそのような育ちを促していくことができるようなクラスづくりが保育者には求められる。そして，そのような保育のあり方が，共生社会の実現に向けて必要不可欠であるといえるだろう。

 事例演習

① 5歳児クラスのB児は，朝のお集まりのときに最初は座って参加できるものの，途中で立ち歩いたり，隣の他児にちょっかいを出したりして，じっと座っていられない。B児の「お集まりのときにじっと座っていられない」という状況を生み出している要因として考えられることを挙げてみよう。
② エピソード10-1のA児への支援について，「気になる」子どもの支援の5つの柱にしたがって支援内容を考えてみよう。

■引用文献

1) 久保山茂樹・齊藤由美子・西牧謙吾・當島茂登・藤井茂樹・滝川国芳:「気に

なる子ども」「気になる保護者」についての保育者の意識と対応に関する調査
―幼稚園・保育所への機関支援で踏まえるべき視点の提言―，国立特別支援
教育総合研究所研究紀要，36，2009，pp.56-76
2) 本郷一夫・飯島典子・高橋千枝・小泉嘉子・平川久美子・神谷哲司：保育場
面における「気になる」子どもの社会性発達―「社会性発達チェックリスト」
から捉える「気になる」子どもの特徴―，臨床発達心理実践研究，11，2016，
pp.85-91
3) 本郷一夫編著：「気になる」子どもの保育と保護者支援，建帛社，2010
4) 本郷一夫編著：「気になる」子どもの社会性発達の理解と支援：チェックリス
トを活用した保育の支援計画の立案，北大路書房，2018
5) 宮城県教育委員会：就学前からつくる個別の教育支援計画“つなげるための
作り方と使い方”，2021
6) 厚生労働省：保育所保育指針解説，2018
7) 本郷一夫：障害児保育の目指すもの（本郷一夫編著：シードブック障害児保育），
建帛社，2015，pp.1-13

第Ⅲ部 子ども理解に基づく発達援助

第11章
家庭との連携を通した子どもの理解と援助

1. 保育における家庭との連携・協働

(1) 保育現場において求められる子ども家庭支援

　子ども家庭支援は，保育において保育者に求められる重要な役割であり，家族の多様化や子育てに関わる社会状況の変化に伴ってその必要性は高まっている。その役割が担うものとして，1つには，多様な家族や地域社会のあり様の中で，園が拠点となりながら様々な困難・不安を抱える子育て家庭をサポートし，家庭の子育てを実践する力の向上を支えていくという視点がある。そして，もう1つは「家庭・保護者と連携して子どもの育ちを支える」という視点である。

　幼稚園教育要領，保育所保育指針，幼保連携型認定こども園教育・保育要領（この3つを総称する場合，以下「要領・指針」）においては，各所で「家庭との緊密な連携」という趣旨の文言が繰り返し示されている。保育者が家庭や保護者の気持ちに寄り添い，「共に育てる」という視点のもとで子どもの育ちを共に喜び合うことを重視して支援することによって，家庭と一体的になって子どもを理解し子どもの育ちを支えることが求められている。

(2) 子ども理解と援助のための「家庭との連携」

　子どもを理解しそれに基づいて援助するために「家庭との連携」は欠かせない。そこには以下の3つの意義がある。

　1つ目として，家庭との緊密な連携によって，保育者の子ども理解が深まることが挙げられる。子ども理解においては，目の前の子どもの姿からだけでは

なく，多面的な理解が求められる。そのため，子どもを取り巻く環境から様々な観点で子どもに関する情報を得る必要がある。子どもを取り巻く環境は重層的であり，その環境は子どもの発達に影響を与えている。子どもが直接的な影響を受けやすいマイクロシステムとしての環境(p.8参照)である家庭において，子どもはこれまでどのように育ってきて（これまでの発達過程），今現在どのような姿を示しているのか（現在の家庭での姿），そしてその環境はどのようなものであるのか（子どもを取り巻く家庭環境），家庭はどのような思いや願いをもって子どもと関わっているのか（保護者の子育ての方針や期待），それらの情報を得ることは，多面的で深い子ども理解へとつながっていく。

　2つ目には，保護者の子どもや子育てに関する気づきが増えることが挙げられる。保育所保育指針および認定こども園教育・保育要領には，園での子育て支援における留意事項として「保護者が子どもの成長に気づき子育ての喜びを感じられるように努める」ことが明記されている。家庭との緊密な連携の中で，園での子どもの育ちの姿やその意味を保護者に丁寧に伝えることによって，保護者は家ではみられない集団の中での子どもの育ちの様子を知ることができる。同時に，日々のときにささやかでもある子どもの育ちを丁寧に見取って伝えてくれる保育者の存在は，保護者にとって共に子どもの育ちを喜んでくれる存在であり，園や保育者は「一緒に子育てをしてくれる存在」として保護者にとって信頼できる支えとなるのである。また，専門性を有する保育者の実践の様子を発信し，保護者がそれらを見聞きすることは，保護者の子どもへの関わり方への参考となり得る。

　これら2つは，情報の共有によって家庭と園が連携するものであるが，ときに，その際に互いの発する情報に一見矛盾した不一致な情報が提供されることがある。園で示される子どもの姿が家ではみられなかったり，またその逆であったりといったこともあり得る。例えば，保育者が「給食を残さず食べる子どもの姿」を，喜びをもって保護者に伝えたつもりが「家では食べてくれないんです（なぜ，園では食べるのに家では食べてくれないの…？）」などと保護者にとってはむしろ不安を増加させることにつながったなどのエピソードはよく聞かれる話である。また，保育者から見た「気になる」姿を伝えた際に「家ではそんなことはありません」となかなか理解をしてもらえないという保育者の声も聞

かれる。その際に，どちらかの子ども理解が正しい・間違っている，どちらか
がよい・悪いということではないことに注意したい。そこには，家庭と園（集
団の中での姿，他児との関係の中での行動）という環境の違いや，人の表す多
面性などの背景が存在する。子どもが様々な姿を示すということは，それだけ
子どもを理解する鍵が得られたということである。保育者はそのことをしっか
りと理解し，保護者が園と家庭での示す姿の違いに不安を示した場合は，その
不安に寄り添いつつ，丁寧にその意味を説明していく必要がある。

　加えてもう１つ，子ども理解と援助のための家庭との連携の意義を示す。そ
れは，園と家庭とが同じ方向を見て子どもの育ちを支えるという点である。要
領・指針においては，基本的生活習慣の形成や食育の推進に関する記述の中で
「家庭での生活経験に配慮し，家庭との適切な連携の下で行うこと」と明記さ
れている。これらの形成や推進にあたっては，家庭との情報交換・共有を通じ
て，子どもの家庭での生活経験を知った上で一人ひとりの子どもの実情に応じ
た援助が大切である。同時に，園での対応とその意図を伝え，育ちのための必
要な体験や適切な援助などを具体的に共通理解することで，園と家庭とが同じ
歩幅で同じ方向を見て子どもの育ちを支えることにつながるといえる。それは
子どもが様々な習慣を獲得・形成していく上での安心につながるのである。

2. 家庭との連携において求められる姿勢とその方法

（1）保育者に求められる姿勢

　家庭との連携を行うにあたり，保護者との相互理解のために保育所保育指針
解説の第４章２「(1) 保護者との相互理解」では，以下のように記述されている。
認定こども園教育・保育要領解説においても同様である。

　家庭と保育所が互いに理解し合い，その関係を深めるためには，保育士等が<u>保
護者の置かれている状況を把握し，思いを受け止めること</u>，保護者が保育所にお
ける<u>保育の意図を理解できるように説明すること</u>，保護者の疑問や要望には<u>対話
を通して誠実に対応すること</u>，保育士等と保護者の間で子どもに関する<u>情報の交
換を細やかに行うこと</u>，<u>子どもへの愛情や成長を喜ぶ気持ちを伝え合うこと</u>など

が必要である。

（下線部は筆者による）

　保護者を理解しようとする姿勢，受け止める姿勢，そして説明や対話といっ
た適切なコミュニケーションをとること，細やかな情報交換や感情の共有，と
いったことが重要であると読み取ることができる。家庭との連携の際には，こ
れらを通して保護者との信頼関係を築くことが重要である。保育者の思いが保
護者に届いていないような気がするときには，まずは第一に信頼関係の構築に
意識を向ける必要がある。保育者の発する言葉や内容がたとえ正しく有意義な
ことであっても，信頼関係の築けていない相手の言葉というものはどうしても
届かないものである。ここでは，そのために必要な支援者の姿勢についてみて
いくこととする。

1）「聴く」姿勢
　「聴く」ということは他者とのコミュニケーションをとる上でも，様々な支
援においても基本的かつ重要なことである。相手の発する言葉に耳を傾けるだ
けではなく，言葉や行為の裏にある思いや，相手の置かれている背景にまで意
識を向けながら「聴く」ことが大事である。言葉でいうほど簡単ではないとい
うことも意識しつつ，まずは保護者の話を，思いを，「聴く」ことを意識して
ほしい。家庭支援においては，専門家である保育者が，子どもを思うがあまり
様々なことを「伝える」ことに一生懸命になる場面もよくみられる。「伝えて
いるのに伝わらない」という思いを抱くことも多い。しかしそんなときには，
ぜひ自分が相手の思いを「聴いているか」問い直してほしい。自分の話を聴い
てくれる人の話は耳に届きやすいものである。また，「話してくれない」と感
じる保護者に対しては，相手が伝えたいことを伝えやすくする方法を工夫する，
問いかけ方を工夫することも，保育者に求められるスキルである。

2）「思いを受け止める」「受容」の姿勢
　「受け止める」「受容的」「応答的」これらのワードは要領・指針の中で繰り
返し用いられ，保育において重要な保育者の姿勢である。これらの姿勢はその
対象として子どもだけではなく，家庭との連携において保護者に対しても向け
られるべき姿勢である。

　「受容」というと相手の言動をすべて肯定しなくてはいけないと勘違いされることがあるが，そうではない。また日常生活でよく使われる「わかるー（私も！）」と同調する姿勢も受容とは必ずしもイコールではない。自分には「わからない」言動や思いに出会ったときに受容できないこととなるからである。支援における受容とは，相手の思い・行動に至る背景を相手のこととして丸ごと受け止めようとする姿勢であり，相手の立場に立って理解する（理解したいと思う）姿勢である。本当の受容とは，自分と相手の価値観が異なることがあるということを認めるところからスタートする。保育所保育指針解説の第4章1（1）においては，「保護者に対する基本的態度」として以下のように記されている。幼保連携型認定こども園教育・保育要領解説においても同様である。

> 　保育所における子育て支援に当たり，保育士等には，一人一人の保護者を尊重しつつ，ありのままを受け止める受容的態度が求められる。受容とは，不適切と思われる行動等を無条件に肯定することではなく，そのような行動も保護者を理解する手がかりとする姿勢を保ち，援助を目的として敬意をもってより深く保護者を理解することである。

　保育者からみたら疑問に思うような保護者の言動がみられた際にも，行動の意味を自分の価値観のモノサシで理解しようとするのではなく，保護者の立場に立って何らかの困難感や不安が背景に存在していないか，これまでの生活や保護者自身の育ちといった背景はどのようなものであるかに意識を向けながら，理解したいという思いで臨む必要がある。その姿勢が，信頼関係の構築と家庭との緊密な連携へとつながり，子どもを理解する鍵となる。

（2）家庭との連携の手段・機会

　要領・指針の解説において，家庭との連携の手段や機会については「連絡帳，保護者へのお便り，送迎時の対話，保育参観や保育への参加，親子遠足や運動会などの行事，入園前の見学，個人面談，家庭訪問，保護者会など」多岐にわたって示されている。様々な手段を用いることで緊密な連携が可能となる。

1）日常的な連携：連絡帳，送迎時での対話など

　子どもを理解し，家庭との連続性の中で保育を行うためには，日常的な細やかな情報共有が重要である。家庭での情報に基づき，保育の見通しを立てたり，いつもと異なる子どもの姿に配慮したりすることも可能となるからである。

　また，日中の多くの時間を園で過ごす子どもと離れて過ごす保護者にとって，日々の園での子どもの様子を知ることは喜びとなる。育児休業（育休）明けの保護者に育休から復帰してよかったことを尋ねると「園での子どもの育ちを教えてもらえること」「先生に一緒に子どもの育ちを喜んでもらえること」という声が上がる。園から受け取る連絡帳を開いて，そこに子どもの姿をみることが仕事後の毎日の楽しみであるという声も多い。このような，日常的なやり取りの中では，小さなことでもその子どもならではのエピソードが伝わる工夫を心がけたい。また，保護者から家での子どもの成長の姿が伝えられた際には共に喜び，対応の困難さや不安を感じるメッセージが発せられた際にはそれを丁寧に受け止め応答することも大切である。このような日常的な連携による情報共有が，保護者・保育者ともに，子どもの理解を深めることとなる。

2）体験・交流を通しての連携：保育参観・参加，行事，保護者会など

　現代は「自分の子どもが生まれるまで『子ども』と関わったことがない」という保護者も多い。そのため，子どもの育ちそのものや関わり方がわからずに手探りで子育てをしている家庭も多い。今，SNSやインターネット上で様々な子どもや子育てに関する情報があふれてはいるものの，子どもの個人差や家庭環境の違いなどから，それらの情報に触れることによってかえって自信を低下させたり不安を増加させたりする保護者の存在もみられる。そのような時代だからこそ，日常的に多くの子どもや保育者の関わりを身近なところで感じられること，双方向で情報共有ができることが園の強みであり役割である。

　保育参観や参加を通して，自分の子どもだけでなく他児の様子を見ることによって，自分の子どもへの理解をより深めることができる。行事では，日常の保育の延長でありながらも，いつもとは少し違う子どもの姿に成長を感じたり，他の年齢の子どもの様子を知ることによって発達の見通しをもったりすることができる。保護者会では，園や保育者からの直接の情報伝達の場でもありながら，他の保護者との交流によって「横のつながり」をもつきっかけとすること

ができる。いずれの機会においても，様々な保護者が存在することを意識し，保護者にとっての参加のハードルを下げる工夫をすることが重要である。

3. 特別なニーズをもつ家庭との連携・協働

（1）特別な支援ニーズをもつ家庭との連携・協働

　特別な支援ニーズをもつ家庭との連携・協働は，子どもの育ちを支える上で特に重要となる。重要ではあるものの，その連携に困難感を感じる保育者も少なくないであろう。その家庭や保護者の抱える社会的困難や支援ニーズゆえに，働きかけが通じづらい・伝わりづらいと感じることが多くなるからである。

　このような特別な配慮を必要とする家庭として，外国籍家庭や外国にルーツをもつ家庭，ひとり親家庭，貧困家庭等が挙げられる。2017（平成29）年の要領・指針の改定においてはこれらの家庭への個別的な支援に関する事項が新たに追記された。これは保育現場における支援ニーズの高まりを意味している。先に挙げた日常的な連携手段である「連絡帳」などを利用する際にも，時間的負担，言語の困難感などからそのツールをうまく活用できないなどの課題も生じるであろう。それぞれの家庭のもつ背景やニーズを正しく理解し受け止めつつ連携・支援を行うことが重要となる。以下に，例として外国籍家庭や外国にルーツをもつ家庭との連携についてみていく。

（2）様々なニーズ：外国籍家庭や外国にルーツをもつ家庭

　外国籍家庭や外国にルーツをもつ家庭（以下，外国にルーツをもつ家庭）とは，両親ともまたはいずれかが外国出身である家庭をいう。来日する外国人労働者や国際結婚の増加に伴い，外国にルーツをもつ家庭の子どもの入園受け入れは喫緊の課題である。2020（令和2）年に全国の市区町村を対象とした調査では，回答のあった市区町村のうち約7割が外国にルーツをもつ子どもの入園を受け入れている園があると回答している[1]。この場合，子どもの保育においても配慮すべき事項が多々あるが，子どもの発達や学びを支えていく上で，家庭の置かれている状況や背景，保護者の抱える困難感をふまえた上での家庭との連携は欠かせない。家庭が抱えていると考えられる課題として，日本語によ

るコミュニケーションの取りづらさ，文化的背景や生活習慣の違い，就労の不安定さからくる生活状況の困窮，頼る人がいないことによる育児の孤立など，複雑かつ多様な問題があげられる。園においては，言葉の問題から園での方針や伝達事項がうまく伝わらなかったり，文化や宗教の違いにより保育や子ども・しつけに対する価値観が異なったりすることで様々な食い違いが生まれたり，家庭との連携・協働で困り感を抱えることも多い。

　エピソード 11 - 1 から，当初，保護者はどのような思いで保育者と関わっていたのか，保育者はどのような点に着目して家庭との連携を行ったのか，そして保護者の気持ちがどのように変化したのか考えてみよう。

　日本語でのコミュニケーションがうまくいかない場合には実は理解をしていなくても「わかった」と言ってしまうことも多い。外国人に限らず保護者にとって相談のハードルというのは決して低くはなく「大丈夫」と答えてしまうことも多いことから，具体的に尋ねるなどのやり取りの際の工夫が必要である。このケースでは，保育者はまず，保護者の抱える困り感を理解することに努めている。また，言語以外の手段を用いてコミュニケーションをとる工夫，また言語を用いる際にも簡単な日本語を使うことや母国語を交えたコミュニケーションをとることを心がけている。連携においては，相手のもつ文化や言語を尊重する姿勢は信頼関係を築く基本として大切である。それは子どもへの関わり・援助においても同様である。さらに，このケースのように，園全体として対応する姿勢，他機関との連携により家庭を支えていく視点も重要である。初めての子育ては異国でなくとも戸惑いの多いものである。子育てが孤立しないよう，園と地域と家庭の連携を密にすることで，子どもの環境を整え，育ちを支えていくことが重要である。

エピソード 11 - 1

　入園してきたばかりのＡ児（２歳）は両親とも外国出身であり，父親は夜の勤務が多く，日中は睡眠に充てているため，園への送迎や帰宅後の子育ては母親一人で担っていることが多い。母親は簡単な日本語は理解しているようだが，送迎時に保育者が連絡事項を口頭で説明すると「わかった」「だいじょうぶ」と返答するものの，忘れ物が多かったり，行事に持参するお弁当が白米のみであったり，

ということが続いた。

　また，初めての子育てということもあり，母親自身がＡ児にどのように関わっていいのか戸惑っている様子がみられ，Ａ児への語りかけも少ないようにみえる。入園時から「困ったことがあったら声をかけてくださいね」と伝えてはいたものの，母親からは「だいじょうぶ」の返答が続くのみであった。

　園内で検討し，地域の国際交流協会へ相談して通訳を派遣してもらい母親と面談を行うこととなった。そこで，母国にはお弁当のような冷たい食事をとる習慣がないこと，子どもにどのように声をかけていいのかわからないこと，Ａ児が園で覚えた歌などを歌うけれど母親はうまく理解ができないこと，など多くの話を聞くことができた。

　保育者は，園からの持ち物の連絡は「写真」を用いて具体的にわかるように伝えること，園でのＡ児の様子を伝える際にはできるだけ簡単な日本語を使うこと，その際に保育者がどのように声をかけたかそしてＡ児がどのような反応をしたかを具体的に書いて翻訳アプリを用いて簡単な単語を添えること，を繰り返した。園で歌った歌や手遊びの動画も紹介するようにした。ある日のお迎えの際，靴を一人で素早く履いたＡ児にしゃがんだ母親が「じょうずにできたね」と保育者が以前伝えた言葉をかけるとＡ児はうれしそうに母親の膝に顔をうずめた。保育者は母国語では同じ意味の言葉をどのように発音するのか母親に尋ね，真似をして発音をしてみると，それを見ていたＡ児はまたうれしそうに笑った。そうやって送迎時には少しずつ保育者との会話と笑顔が増えてきた。保育者は保育の中でも時おりこのように母親から聞いた単語を用いるようにした。国際交流協会のサポートもあり，同じ母国の親同士のつながりも少しずつ出てきているようである。

 事例演習

①　園での子どものどのような姿をどのような言葉で保護者と共有することが「子どもへの愛情や成長を喜ぶ気持ちを伝え合う」こととなるだろうか。実習や観察等で見かけた子どもの姿を事例とし，保護者に伝えるつもりで具体的に表現してみよう。

②　エピソード11-1で保護者との連携の際の工夫が示されているが，外国にルーツをもつ家庭との連携をスムーズにするためにこれ以外にも具体的にどのような方法やツールが考えられるであろうか。考えてみよう。

■引 用 文 献

　1）三菱 UFJ リサーチ＆コンサルティング：外国籍等の子どもへの保育に関する
　　　調査研究報告書，2021

■参 考 文 献

　・三菱 UFJ リサーチ＆コンサルティング：保育所等における外国籍等の子どもの
　　保育に関する取り組み事例集，2020
　・文部科学省：外国人幼児等の受入れにおける配慮について，2020

第Ⅲ部 子ども理解に基づく発達援助

第12章
保育者間の連携を通した発達援助

1. 園内研修による発達援助

保育所保育指針（厚生労働省，2017）では，保育者の資質・専門性の向上および組織全体で保育の質の向上を図るために，「日常的に職員同士が主体的に学び合う姿勢と環境が重要であり，職場内での研修の充実が図られなければならない」と明記されている。保育者が専門書を読んだり，外部の研修等に参加したりして，自分自身で学びを深めることは重要であるが，保育者としての資質を向上させ，組織の一員として成長するためには，集団で学び合うことも重要である。保育者一人の学びでは限界があるところを，同僚と保育を語り合うことで，多様な保育の考え方や捉え方を学ぶことができる。

(1) 園内研修とは

中坪は，**園内研修を大きく2つの形式に分類している**[1]。1つは「伝達型」と呼ばれる形式であり，園長，主任，経験年数の多い一部の保育者などが中心となって，他の保育者に知識，技術，情報などを伝える研修のことを指す。他方は「協働型」と呼ばれ，職位を問わず保育者が相互に対話する形式であり，保育者が自らの意見を提示したり，悩みを共有したりしながら主体的に学び合うような研修である。伝達型の園内研修は，知識の共有を目的とするのに対して，協働型の園内研修は職位や経験年数，業務形態を越えて，組織が一体となり保育に向かう姿勢を培うことを目的とする。近年の園内研修では，すべての参加者が意見を出し，学び合う協働型が推奨されており，研修を担当する保育者の多くは，園内研修において，経験年数や年齢に関係なく積極的に発言し，

一人ひとりが意見を出し合う協働型を望ましいと考えていることが，明らかになっている[2]。協働型では保育者間の対話が生まれ，話しやすい雰囲気のもとで実施されることが期待され，語り合う風土をつくる組織や体制が保育の質を高める 1 つの要素であるといわれる[3]。

(2) 少人数で行う協働型園内研修

　上述したような協働型に類する園内研修の実践事例として，A 県にある B 園の少人数で行う協働型園内研修を取り上げる。B 園では，多様な人間関係が築けるように，学年の枠を超えた保育実践に関する研究班を組織している。研究班では，保育者一人ひとりが保育実践に主体的に関わり，園内研修の一部を牽引する役割を担っている。ここでは，いくつかある研究班の中からネイチャー班の活動を具体例とともに紹介する。

　B 園には，多くの自然活動プログラムが教育課程の中に位置づけられている。園内研修では，ネイチャー班が子どもの発達や活動のねらいをもとに様々な遊びや子どもとの関わりを提案する役割を担う。このプログラムは自然と触れ合うだけが目的ではない。ここでは，自然と触れ合う中で，子どもたちが熱中できる遊びや保育のねらいと発達に則した関わりなどを，班員の保育者が意見を出し合い相談した上で，全保育者に提案する形式をとっている。自然活動プログラムごとに，プログラムのねらいが職員会議等で共有され，それを受けて発達に則した遊びや子どもとの関わりがネイチャー班より提案される。4 月下旬から 5 月上旬ごろに行われる「れんげつみ」を例にして保育のねらいと子どもの発達に則した援助と関わりについて考えてみたい。

　4 月の年度始めには，入園・進級により子どもの人間関係が更新される。この「れんげつみ」は子どもの人間関係が更新された直後に実施される自然活動プログラムであるという認識が重要となる。この時期の年少児は，大部分が入園して間もない子どもたちである。まだ子どもたちの中には明確な人間関係が存在しないばかりか，園生活にも慣れていない子どもも多い。このような状態の子どもたちには，保育者が安心できる存在となる必要がある。すなわち，この学年の「れんげつみ」では，いかに保育者が子どもと関わり，子どもに安心感を与えられるのかということが重要となる。例えば，れんげ畑でシロツメク

サを指差し，「これ何？」と子どもが保育者に尋ねたとしよう。子どもの気持ちを捉え，保育者はにっこりと微笑み，「シロツメクサって言うんだよ」と答えてあげることで，年少児の子どもは安心するだろう。このように年少児では，保育者を中心とした人間関係の中で，子どもが安心して過ごせる環境を第一に考える必要がある。

　一方で，年中長児にとっては，年少児と同様に人間関係は更新されているが，昨年度以前の人間関係が子どもたちの間に存在しており，年少児のように園生活に不慣れな子どもは少ないと思われる。このような状況をふまえると，年中長児の保育活動では，子ども同士の人間関係の広がりや深まりが期待できるような保育者の関わりが重要となる。それでは，先ほどのれんげ畑の例では，保育者は年中長児にはどのように関わればよいのであろうか。子どもの人間関係の広がりを期待するのであれば，例えば，シロツメクサを知っていそうな他児を示し「あの子，これの名前を知っていると思うから聞いてみてごらん」と答えることが，子どもの人間関係を広げていくきっかけになるかもしれない。もしくは，年長児であるならば，図鑑をもって行くことを提案し，「みんなで，図鑑で調べてごらん」と答えることも考えられる。このように年中長児では，子ども同士の人間関係に着目した保育者の関わりが提案できるだろう。

　仲間と語り合うことにより保育者は，保育を見る視点や考え方の多様性を知るだけではなく，子どもの姿を想定し子どもへの関わりを考える作業を通して，子どもの理解を深めることになる。このように園内研修で上述したような提案を通して，事前に子どもへの関わりのポイントを保育者間で共有しておくことは，子どもへの関わりをおざなりにしてしまうことを防ぎ，子どもの発達に則した援助を促すことにもつながる。

（3）効果的な園内研修の進め方

　限られた時間の中で，園内研修を保育の質の向上に結びつけていくためには，研修の目的を理解せずに意見を言うことが求められるのではなく，園組織を構成する保育者すべてが園の進むべき方向性を捉え，趣旨にそった発言となるように努めなければならない。目的を見失った独りよがりな発言は，保育の質を高める上で建設的なものであるとはいえず，それらは組織の和を乱すものにも

なりかねない。そのようなことから，従来から広く行われている伝達型の研修を否定してしまうのではなく，伝達型の研修により，保育に関する専門性の獲得や園の保育方針の理解がなされ，園組織としての共通理解をもつことが最初に必要とされるであろう。その上で，協働型の研修により参加者全員が意見を出し合い，学び合うことで園組織が発展していくと思われる。その際に協働型の園内研修では，先の例で取り上げたB園の研究班による園内研修のように，保育者の主体的な関わりを尊重しながらも園の保育のねらいや子どもの発達をふまえたエビデンスに基づく実践（Evidence-Based Practice）を支えていくような研修にしていくことが重要であろう。

2. 保育カンファレンスによる発達援助

　近年では，**同僚性**という言葉が使われるようになって久しい。この同僚性という言葉の意味は，同僚が共に支え合い，高め合う関係のことを指す。保育者同士が同じ立場から協力し合い，互いを支え合って，高め合うことは，保育の質を高めることにつながる。本項では，保育者が共に支え合い学び合う形態である**保育カンファレンス**を取り上げる。

（1）保育カンファレンスとは

　保育カンファレンスとは，医師や看護師などが集団で行う臨床事例についての協議を保育に適用した事例検討会であり，保育者同士が保育について話し合い，学び合う園内研修の一つの形態として注目されている[4]。保育カンファレンスは，各々の保育者が独りよがりの実践と省察に陥る危険性をカバーし，お互いの保育の見方，考え方をより豊かにし，園全体の保育の質を向上させることができる。一方で，実際の保育カンファレンスにおいては熟練保育者のみが発言し，他の参加者が本音で話し合えないといった課題が指摘されている[5]。

　子どもの姿や子どもへの関わり方等を参加者全員で振り返り，様々な視点から協議課題について考えることを通して，今まで気づけなかったことを発見していくことになる。保育カンファレンスでは，このプロセスが重要となる。そのプロセスを経験することで，保育者の保育に対する意識が変わったり，保育

の視点が広がったりと保育者が変容していくことになる。

（2）保育カンファレンスの実際

　B園では，園内研修の一環として，園長をはじめ，担任保育者やフリー保育者も含めた多くの保育者が，一人の担任保育者の保育を見学し，終了後に保育カンファレンスで語り合う「**研究保育**」と呼ばれる活動を定期的に行っている。研究保育というと保育の改善点を指摘して保育実践の質の向上を目的に実施されることが多いが，B園では，保育実践の評価をすることが目的ではなく，担任保育者の保育での困り事の軽減や参加保育者同士の語り合いによる保育を見る視点の広がりを目的としている。B園の研究保育は，保育を行う担任保育者のクラスでの困り事を保育案と一緒に書き記し，参加者全員でそれらを検討するところに特徴がある。こうした工夫により，経験の浅い参加保育者も保育を見る視点が定まりやすく，議論に参加しやすくなる。また，研究保育はともすると，保育を評価することに主眼が置かれ，改善点のみが列挙されがちであるが，しっかりとよかった点も語り合うことで，若い保育者の自信にもつながる効果もある。

　エピソード 12－1 はB園の研究保育での保育カンファレンスに関する事例である。ここでは，同僚保育者との語らいによって，担任保育者が自分自身の子どもへの不適切な関わりに気づき，子どもへの関わりを変化させていった点に注目してほしい。

エピソード 12－1

　3 歳児の担任保育者 A が研究保育を行った。この日には，同じ学年の保育者や若手のフリー保育者のほかに，園長などの管理職も保育者 A の設定保育を見学し，その後に参加者全員による保育カンファレンスが開かれた。

　そこでは，まず，保育を行った保育者 A から，当日の保育の感想が話された。自分自身の保育を振り返り，自らの課題として挙げていた点（困りごとや不安なこと）に関するコメントが話された。保育者各々によって課題は異なるが，主にはクラス全体の進め方や子どもへの言葉がけなどとともに，「気になる」子どもへの関わり方などが課題として挙げられることが多い。保育者 A も，他の保育者と同様に子どもへの関わり方を課題として挙げていた。

　その後，参加者は若い保育者から順番に，課題にそったコメントと共に見学した感想が語られ，話題が保育者 A の子どもへの関わりになった。そのとき，保育者 B から，「保育者 A は C 児に対して，注意する言葉がけが多かったように思える」と感想が述べられ，自分で意識していたかどうか質問された。C 児は集団行動が難しく逸脱行動が目立つという印象が保育者 A にはあった。しかし，設定保育では保育者 A には，C 児に対し注意を多くしていたという意識がなかった。保育者 B から指摘を受けた保育者 A は，日頃の C 児への自分の言動を思い返してみた。保育者 A は，潜在的に C 児も他児と同じように集団行動がとれるようになってほしいという思いを強くもっていた。そのために逸脱行動を指摘することが多くなっていたのではないかと思うようになった。そして，自分自身が子どもの心に寄り添うような関わりをしたいと思っていながらも，自分の関わりが子どもに合わせたものにはなっていなかったことにも気づいた。C 児は自分にとってやっかいな子どもと映ってしまい，C 児の気持ちに寄り添えていなかったことに保育者 A は反省した。同僚保育者との語らいが，保育者 A にとっては，自分自身の C 児に対する言動を振り返る機会となり，C 児の気持ちに寄り添えておらず，C 児が置き去りになってしまっていたことに気づくきっかけとなった。
　その後，保育者 A はこの保育カンファレンスをきっかけに，逸脱行動にいたる C 児の思いを捉えようと，C 児の行動を観察し，C 児の状態からその行動に影響を及ぼしている外的要因を考えるようになった。

　このエピソードのように，子どもの心に寄り添って対応しようと心がけているにもかかわらず，無意識に自分の思い込み等により子どもと関わってしまうケースを目にすることがある。チーム保育などでクラス運営をしている場合には，互いの保育を見る機会が日常的にあるため，本エピソードのようなケースに気づく可能性がある。しかし，一人担任である場合，関わりの適切さをチェックする機会が乏しい。保育カンファレンスのように複数の視点から保育を多面的に捉えることが，保育者自身の癖や思い込みに気づくきっかけとなる。
　エピソード 12-1 の場合，保育者 A は C 児に相対的な評定を行うことで，C 児の逸脱行動に対する指摘が多くなっていた。これは C 児への関わりとして適切であるとはいえない。保育者 A が，自分の言動を振り返ることで自分の癖や思考の偏りに気づき，C 児の行動を観察し，逸脱行動に至る思いを捉えた上で対応するきっかけとなった。また，保育者 A は C 児の逸脱行動に対す

る指摘を繰り返すことが逸脱行動を強化していることにも気づいた。C児の逸脱行動の背景を考えることで，C児はそのような状況でどのように行動すればよいのかがわかっていないことに気づくこととなった。そこで保育者Aは，C児の行動記録を取った結果，逸脱行動が起こりやすい状況と起こりにくい状況があることに気づき，一斉保育などのクラス全体での行動中に，保育者からの指示が理解できないときに逸脱行動が現れることがわかった。そのため，全体に声をかける前にC児に活動の内容を伝え，わからないときには保育者Aに聞いてもよいことを伝えた。このような関わりを進めていくことで，C児はどのように行動すればよいのかがわかるようになり，逸脱行動が少しずつ減少していった。

　エピソード12-1では，保育者AがC児に対する注意が多いことを同僚保育者から指摘されることで，自分のC児に対する意識に気づくこととなった。そしてそれが，C児の気持ちを考えるきっかけとなり，保育者AのC児への関わりが変化していった。このように，保育カンファレンスでは，同じ立場の保育者との語らいにより自らの保育を振り返ることで，独りよがりの保育実践を防ぐことができる。そして，環境との関わりの中で子どもの言動を観察し，子どもの言動の理由を探ることで，子どもを理解した子どもの心に寄り添う支援となる。特に「気になる」子どもへの関わりにおいて保育者は，対象児に焦点を当て対象児を変えようと考えるのではない。自分自身に焦点を当て自分自身の言動を振り返ることが，子どもを援助していく保育者の視点となる。

（3）実施上の留意点

　よりよい保育カンファレンスを行うために，管理職には良好な園の雰囲気や保育者の関係性を築き，カンファレンスの流れがよい状態で進むよう配慮する役割が求められている。しかし一方で，保育者は保育の振り返りを行い，協議課題の理解に基づいて意見を整理して話すことが求められる。具体的な保育者の保育カンファレンスへの取り組み姿勢としては，事前準備として，①カンファレンスの課題を明確にしておく，②その課題に対する現状を把握しておく，③その課題についての現状をふまえた上での対応を考えておく，等が挙げられる。そしてこれらを書き起こしメモしておくことで，カンファレンスの際に，他の

保育者の意見を集中して聞くことができる。また，自分と異なる意見が保育カンファレンスの中で語られても，否定をせず，発言者の立場に立って肯定的な視点からその意見を捉えたい。このような保育者の取り組み姿勢は，保育者自身の新たな気づきの獲得と保育者間の人間関係の向上を促すことになる。

（4）心理職（カウンセラー）との連携

　保育カンファレンスや保育に関する振り返りを実施し，保育の質の向上に努める園が多いが，保育者集団だけでは，「気になる」子どもへの対応に限界があるという指摘がある[6]。このような中，2017（平成 29）年に改訂された幼稚園教育要領には，心理や保健の専門家等との連携が明記された。保育現場におけるカウンセリングの活用として検討されている保育カウンセラー制度では，保育者だけでは対応が難しい「気になる」子どもについて心理の専門家（以下，カウンセラー）が保育者にアドバイスを行うという役割が想定されている。このような状況下で，前述した B 園では保育現場にカウンセラーが入り，子どもたちの育ちを支援するために保育者との協働的な役割を担っている。

　カウンセラーの主な役割は，保護者からの子育てや子どもの発達に関する相談，保育者からの子どもへの関わり方や発達に関する相談，子どもの行動観察などが挙げられる。これらの役割の中でも子どもへの関わり方や発達に関する保育者からの相談は，保育カンファレンスを通して行われる。保育者は日々の縦断的な観察から「気になる」子どもの状態をカウンセラーに伝える。一方でカウンセラーは，クラス全体を俯瞰して，「気になる」子どもの行動観察等によりアセスメントを行う。保育カンファレンスでは，両者は互いの視点から意見を出し合い，今後の支援について検討する。

　保育者はイメージで子どもの状態を捉えてしまうことが多く，カウンセラーと協働する前は，B 園でも「気になる」子どもを「落ち着きがないので気になる」と感覚やイメージで捉える保育者が多かった。しかしカウンセラーからの助言による実践の改善を重ねることで，保育者の見立てにも変化が現れてきた。子どもの状態を把握する際に，保育者は少しずつ，気になる行動が現れるのは，いつ，どこで，どのような環境であるのかを観察によって捉え，「落ち着かない状態」を詳細に捉えることができるようになってきた。このようにカウンセ

ラーと保育者とが協働することで，保育者の子どもへの理解が深まり，保育者
としての保育力の向上につながっているものと考えられる。経験の浅い若い保
育者にとってはカウンセラーとの連携は，とても心強いものになると思われる。
しかし，カウンセラーの専門性を活用しながらも日々の保育に携わり責任を
もって保育を主導していく存在は自分自身であることを忘れてはならない。

 事例演習

① 　年少から年長の 3 学年の子どもたちが一緒になって活動する縦割り保育で，
　　鬼ごっこなどの集団遊びを導入するとした場合，どのような点に配慮して保
　　育実践を行えばよいのかを考えてみよう。
② 　チーム保育を行っている年少児の担任となった場合，子どもの理解を深め
　　るために，本章の「2．保育カンファレンスによる発達援助」の項目を参考に
　　して，どのような点に配慮して保育実践を行えばよいのかについて考えてみ
　　よう。

■**引用文献**

1) 中坪史典：保育を語り合う「協働型」園内研修のすすめ　組織の活性化と専
　門性の向上に向けて，中央法規出版，2018，pp.13-14
2) 中橋美穂・橋本祐子：幼稚園における園内研修の実態に関する研究—研修担
　当教員への質問紙調査から—，教育学論究，8，2016，pp.157-164
3) 前掲書 1)
4) 森上史朗：よりよい実践研究のために，別冊発達 7「乳幼児保育実践研究の手
　びき」，ミネルヴァ書房，1988，pp.243-250
5) 平山園子：園内研修における保育者の成長—保育カンファレンスの有効性の
　検討，日本保育学会第 48 回大会発表論文集，1995，pp.666-667
6) 池田友美・郷間英世・川崎友絵・山崎千裕・武藤葉子・尾川瑞希・永井利三郎・
　牛尾禮子：保育所における気になる子どもの特徴と保育上の問題点に関する
　調査研究，小児保健研究，66(6)，2007，pp.815-820

第 13 章
発達と学びの連続性と就学支援

1. 援助や支援の起点となる「子どもの理解」

　保育での子どもへの援助や支援は，子どもの理解が起点となる。保育者がそのときの保育の場だけを見つめ，「落ち着かない子」とラベルを貼るように子どもを理解するのではない。子どもへの援助の起点として，日々関わりを積み重ね，振り返り，子どもを理解し直すという循環が欠かせない。その子どもの発達，個性，興味・関心，よさや可能性，芽生えつつあることを捉え，その子どもの周囲の友だちや保育者との関係性，時間の経過といった背景情報からも総合的に子どもを理解することが求められる。また，保育の場での観察や記録，省察に留まらず，保育者間での対話や専門機関による種々の検査や行動観察といったアセスメント，関連機関とのカンファレンスが必要となることも多い。

2. 発達と学びの連続性

（1）発達の連続性

　人は，過去，現在，未来へと続く連続した時間の流れの中を生きている。発達は，階段をのぼるような明確な育ちの現象に捉えられがちだが，実際には行きつ戻りつ，試行錯誤し，葛藤を乗り越えようとする心持ち，挑戦への意欲の高まりなど，表面から捉えにくい心の育ちや日々の積み重ねの過程が含まれる。また，発達は生涯に渡る心身の変化の過程であり，連続性をもつ。よって，保育者は「今，ここ」の子どもの姿から感じたことを大切にしつつ，子どもがこれまでに辿ってきた育ちの過程や今後の時間の流れの中で子どもを理解するこ

と，発達の連続性を意識することが欠かせない。さらに，子どもは周囲の環境から影響を受けており，人的環境のみならず文化社会的な影響も含め，日々，相互作用の連続である。保育者は，今，その場での子どもの姿が，時間と環境とが織り成す多層的な背景文脈をもつことを意識し，その子どもの置かれている状況や周囲との相互的な関係から子どもをみることを意識していきたい。

（2）乳幼児期の学びとその連続性

　乳幼児期は，遊びを通して主体的に環境に関わる中で心を動かし，興味・関心を広げ，探索しながら学ぶ。子どもが安心して自己を発揮するためには，信頼する保育者が傍らにいて，素朴な表しであっても自分の感じたことや思いに寄り添い，受け止めてもらうという経験が欠かせない。実際，保育者は子どもの感じたことがさらに豊かな体験となるように関わっている。自分の思いが十分に満たされると，まわりの子どもと積極的に関わる中で自らの思いを表し，一緒に行動しながら自らの世界を広げていく。保育者は，各年齢での発達の姿と保育のねらいを基盤としながら，遊びや環境を通して乳幼児期に積み重ねた体験が土台となり，その学びの芽生えが小学校以降にさらに生かされるよう，子どもの発達と学びにおける連続性を意識し，長期的な視点をもつ必要がある。

3. 就学に向けての実際と支援

　保育や教育における子どもへの援助や支援，保育や教育活動は，子どもの理解に基づくことが重要である。個々の子どもの発達のみならず，成育歴や家庭についての情報，個別に配慮の必要な子どもにおいては専門家によるアセスメントから子どもの実態を捉えることも必要となる。また，生涯にわたる人格形成の基礎を培う幼少期と小学校以降の教育とを円滑につなぐために，個々の子どもの理解を起点に，援助や支援の見通しと一貫性をもてるよう，関係機関のより一層の連携や情報共有，接続カリキュラムの充実が求められる。

（1）幼児教育・保育から学校教育への環境移行

　小学校では時間割に沿った教科学習となり，集団生活では規律に従って動く

ことが求められる。教室の環境や教師の関わり方など，子どもを取り巻くすべてが新たな環境となる。幼児期までの遊び中心の生活や環境との違いから，小学校入学後の生活に戸惑いを感じ，滑らかな適応が難しい場合も多い。1990年代後半，授業中でも席に着かずに立ち歩く，教師の指示が通りにくいなど，小学校入学後の子どもの状態により授業が成立しない現象である「**小１プロブレム**」が生じ，環境移行における子どもの戸惑いへの様々な対策がなされた。

(2) 子どもの生活と学びの連続性を意識した幼保小の連携

　保育現場と小学校は，接続が滑らかとなるよう，連携や協働をしている。保育所保育指針，幼稚園教育要領，幼保連携型認定こども園教育・保育要領には，「子どもの生活や発達の連続性」をふまえた保育内容の工夫，園児と児童の交流，保育現場と小学校の意見交換や連携，小学校以降の学びの基盤となること，生活と学びの接続を意識することについての記載がある。また，2017年告示の小学校学習指導要領には，「小学校入学当初において，幼児期において自発的な活動としての遊びを通して育まれてきたことが，各教科などにおける学習に円滑に接続されるよう，生活科を中心に合科的・関連的な指導や弾力的な時間割の設定など，指導の工夫や指導計画の作成を行うこと」との記載がある。

　接続期の連携には以下が挙げられる。①「教育者と保育者の交流」として，保育や授業の参観，公開授業，研修会や連絡会など，②「園児と児童の交流や活動」として，合同行事での交流や活動，③「家庭との連携」として，参観や保護者説明会，入学説明会など，④「接続期の指導内容の連携」として，「アプローチカリキュラム」と「スタートカリキュラム」，⑤「個々の子どもの情報共有」では要録のほか，各連携機関で作成された「個別の支援計画」の情報の引き継ぎがある。幼保小が共通の視点をもち，子どもの育ちを中心に据えて相互理解を深め，情報の共有を行い，実践していくことが重要である。

(3) 接続期の子どもを取り巻く人的環境

　保育所や幼稚園などから小学校へ移行する5歳児後期のアプローチ期と小学校入学のスタートとを合わせた時期を「**接続期**」と呼ぶ。滑らかな移行には，子どもの実態と発達の連続性をふまえ，保育者や教師，家庭が互いの役割を存

分に果たす連携が必要である。保育者と教師は，参観や研修を通して幼児教育保育と小学校教育との相互理解を深め，保育所や幼稚園などでは就学への期待を高め，お便りや保護者説明会の機会を活用し，家庭との連携を図っている。

　子どもはその家族ともに，時間と環境において多層的な社会の中を生きていることから，保育所や幼稚園などから小学校への単線のつながりだけでなく，保護者を取り巻く環境として，子育て支援センターや医療機関，状況によって児童相談所などの機関との就学前からの連携も必要となる。就学後のことを考えて，学童保育（放課後児童健全育成事業）との連携が必要な場合もある。

（4）接続期カリキュラム：アプローチカリキュラムとスタートカリキュラム

　就学前後の時期には「接続期カリキュラム」として保育所や幼稚園などと小学校の双方がカリキュラムの工夫を行っている。小学校の学習や生活に滑らかに接続できるように工夫された年長児後半の指導計画を「**アプローチカリキュラム**」，小学1年生入学当初の指導計画を「**スタートカリキュラム**」と呼ぶ。

　「アプローチカリキュラム」は小学校での学習の先取りではなく，子どもが就学へ向けて期待を高め，関心をもつことが重要である。保育活動の中には，遊びの中で文字に触れる，劇の発表でクラスの一体感を感じるなど，小学校での学びと生活の連続性を意識した取り組みが行われている。

エピソード 13-1

　近隣の小学5年生が保育所を訪れて年長児と交流を行った。5年生が手作りカードの教材を用いて自己紹介を行い，保育所から伝えられていた最近の年長児の興味・関心や発達などの実態に合わせて絵本を選び，読み聞かせを行った。

　エピソード 13-1 は，子どもの互恵性を意識した園児と児童の交流の例である。園児は小学校への興味と親しみを感じ，児童は年長児の喜ぶ姿と，練習の成果が発揮できたことに達成感を得る結果となった。保育所と小学校で，園児や児童の姿を共有し，年長児の絵本に関する経験や興味，発達など「子どもの理解」を伝え合うことで，保育所と小学校の双方が目標や子どもの姿についての設定，イメージをもつことができた。幼保小連携には課題が多く，楽しさば

かりの単発的な交流になりがちであり，子どもの実態を捉え，育みたい子ども
の姿を明確にしながらそれぞれの発達に即した目標を立て，育ちの連続性を見
据えた連携になっていない現状がある。子どもの実態把握を起点とし，幼保小
が共通の視点をもって教育課程や指導計画を具体化する，今後の育ちを見据え
た協働や，実践を振り返り，評価，改善，発展していくことが望まれる。

　「スタートカリキュラム」では，入学当初は特別活動で手遊びなどの活動を
取り入れ，学びの意欲の高まりのための教科の工夫を行っている。たとえば，
体育では，整列の仕方や着替えの指導から始めるなどスタート時にその教科の
準備となる内容を取り入れている。低学年における直接体験を重視した学習活
動の展開をねらいとした「生活科」を中心とした合科的な指導では，音楽と生
活科を組み合わせた「音楽室探検」などがその例である。

　また，環境構成も配慮がなされ，保育で馴染みのある絵本コーナーを教室の
後ろに設けるなどがその例である。学習規律など基本的な行動の指導や，持ち
物など保護者と共にできる家庭での準備についての指導も行っている。いずれ
も，接続期の子どもたちが新たな生活と学びに期待や意欲，興味・関心をもち，
自ら向き合い，適応していけるように配慮をしている。

（5）幼保小の接続期における問題点

　中央教育審議会初等中等教育分科会の幼児教育と小学校教育の架け橋特別委
員会による「審議経過報告」（2022）では，幼保小接続の課題として，園の7
〜9割が小学校との連携に課題意識をもっていること，年数回の参観，行事，
研究会などの交流があるが，接続を見通した教育課程の編成・実施が行われて
いない園が半数以上であること，具体的なカリキュラムの工夫や教育方法の改
善がわからない場合があること，スタートカリキュラムとアプローチカリキュ
ラムが個々に策定され，理念が共通していない現状であること，「幼児期の終
わりまでに育ってほしい姿」が到達目標のように誤解され，連携の手がかりと
しての機能を十分に果たしていないこと，小学校側の取り組みが学校探検など
にとどまり教育方法の改善に踏み込めていないこと，より一層，一人ひとりの
特性と経験をふまえた指導が必要であること，教育と福祉の垣根を越えて子ど
もや家庭の総合的かつ継続的な支援が必要との課題が挙がっている。0〜18

歳までを見通した学びの連続性に配慮しつつ，幼保小の接続期のカリキュラムの実践に生かすことが難しい現状である。多様な子どもの入園状況や，連携や協働，相互理解が不十分なために小学校入学時点で個々の子どもで格差が生じており，小学校入学直後から学習や生活に馴染めないことが接続期に生じる問題の背景となっている。遊びを通して学ぶという幼児期の特性をふまえた教育がその後の基礎を培うことや発達の連続性の重要性を，小学校や家庭，地域に伝えて認識を共有し，より一層意識を高めることが必要である。

(6) 要録による小学校への引継ぎ

　要録は，就学予定のすべての子どもの在所中の育ちの全体像を記入し，進学先の小学校に送付する記録である。保育所では「保育所児童保育要録」，幼稚園では「幼稚園幼児指導要録」，幼保連携型認定こども園では「幼保連携型認定こども園園児指導要録」と呼ぶ。他児との比較での発達の把握や一定の基準に対する到達度ではなく，発達の相互連関を考慮しつつ，その子らしさ，よさや可能性を捉え，生活全般での心情・意欲・態度について総合的に記入する。保護者の思いや意向も取り入れて作成するとともに，送付について懇談会などで保護者に周知することが望ましい。保護者から要請があれば情報を開示するが，たとえば，配偶者からの暴力を背景とした転園など，要録を通して所在地などの情報が加害者側の配偶者に伝わることが懸念される場合，児童相談所や子育て支援センターなどの関連機関とのより一層の情報共有と，情報の適切な取り扱いが必要になる。要録は就学に向けた重要な資料であるが，時期的にも，送付のみでは引継ぎとならない。就学前の様子や配慮事項を確認する連絡会を開き，定期的な情報共有が継続的に行われることが望ましい。

4. 個別に配慮を必要とする子どもの就学に向けた支援

(1) 個別に配慮を必要とする子どもの個別の指導計画，個別の教育支援計画

　特別な配慮を必要とする子どもにおいて，個別の計画を作成することがある。個別の計画には「個別の指導計画」「個別の教育支援計画」「個別の支援計画」があるほか，各自治体で名称は様々だが，就学の際に保育現場から引き継ぐ「就

学支援シート」，学校教育から福祉施設へ支援を引き継ぐ「移行支援計画」などがある。「個別の教育支援計画」は，保育や教育の現場を含め，家庭や地域，福祉，保健・医療などの様々な側面を包括し，関連機関および関係者が連携し，一貫した支援を行うために作成される計画の名称である。「個別の教育支援計画」に記載の園などでの支援を具現化した「個別の支援計画」は，その子どもの生涯を支援する計画の一部であり，本来であれば，関係機関に周知され，支援会議を密に行い，就学後の学校機関へとつなげなければならない。しかし，現実には，就学前の段階で「個別の教育支援計画」の作成は義務化されていない。前述の中央教育審議会の「審議経過報告」(2022) には，幼稚園および幼保連携型認定こども園において，個別の支援計画や個別の教育支援計画の作成を要する幼児のうち実際に計画が作成された割合は約7～8割にとどまっていること，小学1年生の通常の学級に発達障害の可能性のある特別な教育的支援を要する児童が約10%弱程度の割合で在籍しており，個々の障害に応じた指導や一貫した教育的支援を行うために，家庭や関係機関と連携した支援の計画を個別に作成するなどして小学校に引き継ぐことが必要との記載がある。

　特別な支援を要する子どもだけでなく，「気になる」子どもにも活用できるよう，宮城県では就学前から作成する「個別の教育支援計画」の取り組みが行われている。この「個別の教育支援計画」は，保護者の希望や願いを聞き取りながら作成する。様式は3構成で，①「フェイスシート」では，障害名や診断機関，診断時期，乳幼児期の健診での所見，福祉サービス事業所の利用状況，医療や発達相談の内容および検査結果などが網羅される。②「実態シート」には，家庭との連携および各年齢での発達の諸領域の姿について，特に重視した点や引継ぎに必要な事項を中心に記載する。③「支援シート」では，中長期的な視点での本人や保護者の願い，合理的配慮，短期・中長期的な支援目標，園・家庭・関連機関の支援内容，PDCAサイクル（p.27 参照）に基づく支援の評価からの次年度の支援目標の設定などの項目がある。園内でのケース会議や関係機関との支援のための会議の実施や連携，就学支援での活用に用いる。保護者との合意形成のもとでその子のニーズに応じた支援を行い，就学先へつなげるために活用することができる。幼保小連絡会では，子どものよさや可能性，子どもの興味・関心や発達の状況，家庭との連携の情報の実態を伝える。

（2）個別に配慮を必要とする子どもの就学に向けた支援の実際

　個別に配慮が必要な子どもの就学に向けて，保育現場と専門機関の連携が欠かせない。就学予定の小学校も関連機関の1つと捉えることも重要である。

エピソード13‐2

　A児は4歳入園の時点で自閉症の診断書が保育所に提出されており，保護者から園での特別な配慮の求めがあった。担任保育士は，園でのA児への個別指導を工夫しつつ，発達支援センターなどの相談施設を母親に提案したが，夫からの同意が得られないとの理由からなかなか実現しない。就学前健診の時期になり，特別支援学級ではなく，学区域の普通学級を希望すると母親から聞き，担任保育士と保護者で話し合いを行った。園でのこれまでのA児の育ちの姿を伝え，A児にとっての今後の最適な学習環境を考える中で，就学に向けた相談施設への通所が実現した。その頃，保育士とつながりのある児童館職員から連絡が入り，A児の家庭では両親が土日に終日外出し，A児は朝から児童館で過ごしていること，職員が家庭状況を聞こうとしたが，聞き取りが難しかったとわかった。その後，児童相談所や保健所，児童館，保育所，小学校，子ども家庭支援センターなどでの関係者会議が開かれたが，就学までは主に保育所側の見守りが続き，具体的な支援は就学以降に引き継がれることになった。最終的に，A児は学区域の普通学級への進学が決まった。

　担任保育士は，保育所で担えることは限られるため，専門機関からの意見に基づきながら，子どもの生涯を見据え一貫性とつながりのある支援をしていきたいとの思いで相談施設を保護者に紹介したが，現実には保護者の意向や状況を尊重しながらとなった。エピソード13‐2では相談施設への通所が実現したが，母親の精神状態によっては，保健センターや子育て支援センターなどの関連機関も活用できることを保護者に知らせて連携すること，生活の困窮では福祉事務所などの相談窓口を紹介して生活支援や家事支援をすることが必要になる。家庭的に困難な問題を抱える家族に対する専門機関との連携は必須であるが，支援体制はすでに構築，完成されたシステムではない。エピソード13‐2のように支援者同士のつながりが発端となる場合もある。園だけで抱え込まず，子ども家庭支援センターや児童相談所を中心に関係者会議の実施を依頼し，就学予定の小学校も1つの関連機関として関係者会議に出席し，情報を共有しな

がら今後の支援について各機関で役割を分担する。また就学先の小学校で関係者会議を行い，各機関の支援の経緯を確認し，今後について継続的に話し合うことや，児童を支えるために校内委員会を重ねる，巡回相談との連携が必要となる。中には，家庭裁判所などの司法が介入するケースも考えられる。

5．時間，関係，状況の視点に基づく一貫した支援

　保育者は，保育の当事者として，その時，その場の子どもとの関わりに焦点を当てることが多いが，何より「子どもの理解」が援助や支援の基盤となることが重要である。「今，ここ」の場所や時間，関係，状況を越えた視点も大切に，援助者としての自身を含め，子どもとその家族は状況に埋め込まれた複雑な関係の網の目の中を生きており，周囲の環境との相互的な関係が常に時間軸の中で変容していることへの意識が欠かせない。今，見えている子どもの姿のみを捉えるのではなく，保育所や幼稚園などをひとつの場と捉えてアプローチするように留意する。時間軸や関係性のつながりを意識し，生涯を見据え，子どもが一貫したつながりを感じられるような総合的かつ継続的な支援を意識して様々な機関が連携し，各々の役割を認識しながら多職種が協働して子どもを支えていくことが必要である。

 事例演習

① 　エピソード13-1を読み，起点となる子どもの理解，すなわち実態把握が園児と児童の交流の充実に関わることについて考えよう。現状，小学校側が主となり交流の計画を立てることが多いが，保育者と教員での「子どもの理解」が深まり，滑らかな接続となるために，保育現場はどのように参入できるだろうか。

② 　エピソード13-2を読み，入園時に診断書を提出したにもかかわらず，相談施設への通所をためらった母親の心情や状況を考えよう。家庭内での困難や虐待の可能性がある場合，保育所の対応はどのようになるだろうか。また，小学校や関連機関との連携や情報提供が必要になるだろうか。

■参考文献
・中央教育審議会初等中等教育分科会：幼児教育と小学校教育の架け橋特別委員会—審議経過報告—（令和4年3月31日付資料），2022
・宮城県教育委員会：就学前からつくる個別の教育支援計画 "つなげるための作り方と使い方"，2021
・文部科学省：幼稚園教育要領解説，2018
・厚生労働省：保育所保育指針解説，2018
・内閣府・文部科学省・厚生労働省：幼保連携型認定こども園教育・保育要領解説，2018

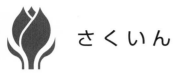

さくいん

執筆者・執筆担当

〔編著者〕

飯島　典子（いいじま　のりこ）　宮城教育大学教育学部准教授　　　　　　　第4章

本郷　一夫（ほんごう　かずお）　東北大学名誉教授　　　　　　　　　　　第1章

〔著　者〕（執筆順）

松本　恵美（まつもと　えみ）　弘前大学教育学部助教　　　　　　　　　　第2章

小森谷一朗（こもりや　いちろう）　聖和学園短期大学保育学科講師　　　　　第3章

山本　信（やまもと　まこと）　聖和学園短期大学保育学科准教授　　　　　第5章

中村　涼（なかむら　りょう）　安田女子短期大学保育科教授　　　　　　　第6章

平川　昌宏（ひらかわ　まさひろ）　東北福祉大学総合福祉学部准教授　　　　第7章

糠野　亜紀（こうの　あき）　常磐会短期大学幼児教育科教授　　　　　　　第8章

杉山　弘子（すぎやま　ひろこ）　尚絅学院大学総合人間科学系教育部門教授　第9章

平川久美子（ひらかわ　くみこ）　宮城学院女子大学教育学部准教授　　　　第10章

角張　慶子（かくばり　けいこ）　新潟県立大学人間生活学部准教授　　　　第11章

田中　文昭（たなか　ふみあき）　学校法人誠昭学園やまなみ幼稚園理事長・園長　第12章

山本　有紀（やまもと　ゆうき）　洗足こども短期大学幼児教育保育科准教授　第13章

シードブック
子どもの理解と援助

2023 年（令和 5 年） 1 月 10 日　初 版 発 行
2023 年（令和 5 年） 12 月 20 日　第 2 刷発行

編 著 者　　飯　島　典　子
　　　　　　本　郷　一　夫
発 行 者　　筑　紫　和　男
発 行 所　　株式会社 **建　帛　社**
　　　　　　　　　 KENPAKUSHA

〒 112-0011　東京都文京区千石 4 丁目 2 番 15 号
　　　　 T E L　 (03) 3 9 4 4 - 2 6 1 1
　　　　 F A X　 (03) 3 9 4 6 - 4 3 7 7
　　　　 https://www.kenpakusha.co.jp/

ISBN978-4-7679-5141-6　C3037
Ⓒ飯島典子，本郷一夫ほか，2023.
（定価はカバーに表示してあります）

教文堂／愛千製本所
Printed in Japan